W0271960

Processus inflammatoires et infectieux

Chez le même éditeur

Dans la collection « Mémos infirmiers »

Cancérologie – hématologie, par J. Alexandre. 2008, 224 pages.

Cardiologie, par L. Sabbah. 2007, 192 pages.

Dermatologie, par A. Soria. 2009, 136 pages.

Endocrinologie, par V. Mink. 2007, 192 pages.

Gastro-entérologie, par A. Balian. 2008, 192 pages.

Gériatrie, par G. Gridel. 2008, 120 pages.

Gynécologie – obstétrique, par F. Lamazou et S. Salama. 2007, 192 pages.

Maladies infectieuses, par D. Skurnik. 2008, 128 pages.

Neurologie, par K. Kinugawa, E. Roze. 2008, 208 pages.

ORL – Ophtalmologie, par D. Simon, L. Bensoussan. 2008, 160 pages.

Pédiatrie – pédopsychiatrie, par I. Lim et M. Schiff. 2007, 144 pages.

Pneumologie, par B. Planquette. 2007, 160 pages.

Psychiatrie, par I. Lim. 2007, 144 pages.

Rhumatologie – orthopédie, par M.-A. Rousseau. 2007, 208 pages.

Urgences – réanimation, par A. Chaïb. 2007, 192 pages.

Urologie – néphrologie, par M. Roupret. 2008, 176 pages.

Processus obstructifs, par L. Sabbah, B. Planquette, M. Rouprêt, A. Balian. 2010, 128 pages.

Processus psychopathologiques, par I. Lim-Sabbah. 2010, 184 pages.

Processus traumatiques, par A. Chaib, K. Kinugawa, B. Planquette, M. A. Rousseau, E. Roze, A. Soria, 2010, 184 pages.

mémo INFIRMIER

Processus inflammatoires et infectieux

K. Kinugawa
B. Planquette
M. Rouprêt
M. A. Rousseau
E. Roze
D. Skurnik
A. Soria

Ouvrage coordonné par L. Sabbah

Collection dirigée par Laurent Sabbah

ELSEVIER
MASSON

62, rue Camille-Desmoulins, 92442 Issy-les-Moulineaux cedex
www.elsevier-masson.fr

ISBN : 978-2-294-71237-1

Table des matières

4 Infections communautaires méningées

5 Infections communautaires ostéo-articulaires

Avant-propos

Dès septembre 2009 entrait en application la dernière réforme relative au diplôme d'État d'infirmier dans les Instituts de formation en soins infirmiers (IFSI). Cette réforme, initiée en 2006, vise à intégrer le diplôme d'infirmier dans le processus dit « LMD » : Licence, Master, Doctorat

Ceci permettra à ses titulaires la reconnaissance du grade de licence à partir de 2012, conformément à un projet européen d'enseignement supérieur en soins infirmiers. L'obtention d'un Master puis d'un Doctorat pourra suivre.

Ce système autorise, par un système de passerelle, l'accès à d'autres métiers de la santé. (système de « transfert de crédits »)

Le cursus initial s'étale sur 3 années (L1-L2-L3) et 6 semestres (S1à S6).

Les élèves en soins infirmiers sont désormais des étudiants et sortent de l'IFSI avec une licence alors qu'avant, ils obtenaient un diplôme d'État sans équivalence universitaire : ce référentiel de formation a été validé par le Ministère de l'enseignement supérieur et de la recherche et par la Conférence des présidents d'universités.

Actualisations et modifications du programme

Pour cela, l'enseignement augmente en temps de cours (passant de 4760 à 5100 heures) et en temps de « stage pratique » : le cursus s'étale ainsi sur 6 semestres, et il est distribué en unités d'enseignement (UE).

Ainsi, 2100 heures sont consacrées à l'enseignement théorique, autant à l'enseignement clinique, et le reste au travail personnel complémentaire.

Par cette nouvelle distribution, cette réforme vise à renforcer la professionnalisation du parcours de l'étudiant autant que l'acquisition de savoirs scientifiques et de compétences.

L'objectif est donc à la fois une meilleure connaissance des processus des principales pathologies que l'étudiant croisera lors des stages, et une meilleure préparation à l'intégration dans la profession d'infirmier(e).

La modification du programme de formation des infirmiers cherche à moderniser la méthode d'enseignement pour qu'elle soit plus en adéquation avec la pratique réelle des soins. On note ainsi que les

diplômes sont présentés sous la forme de référentiels détaillés d'activités, de compétences et de formation.
Ce nouveau programme est centré sur les compétences : il met l'accent sur les savoirs fondamentaux et les savoirs procéduraux.
Répondant mieux aux besoins de santé actuels, il professionnalise le parcours des étudiants, développe l'autonomisation, la responsabilisation et la réflexibilité de ceux-ci et enfin permet l'émergence d'une éthique professionnelle.
Jusqu'à la réforme, la formation était basée sur des contenus théoriques dérivés de l'enseignement médical: classement par spécialité et sous-classement en pathologies groupées par modules (17 en tout, sur les 27 que comportait le programme antérieur).
Cet enseignement certes assez logique ne permettait pas forcément d'envisager le patient et sa maladie de façon transversale, et globale.
Afin de concentrer l'enseignement sur les pathologies les plus fréquentes et de les aborder sous un angle différent, celui du mécanisme, de la causalité, les anciens modules d'enseignement sont désormais regroupés en processus.
Les pathologies y sont abordées non plus par appareil ou système mais par le processus physiologique à leur origine.
C'est dans le domaine de formation UE 2 « Sciences biologiques et médicales », réparti sur les 6 semestres, que sont regroupés les enseignements de biologie, de physiologie et processus pathologiques :

- Biologie fondamentale (UE 2-1),
- Cycles de la vie et grandes fonctions (UE 2-2),
- Santé, maladie, handicaps et accidents de la vie (UE 2-3),
- Processus traumatiques (UE 2-4),
- Processus inflammatoires et infectieux (UE 2-5),
- Processus psychopathologiques (UE 2-6),
- Défaillances organiques et processus dégénératifs (UE 2-7),
- Processus obstructifs (UE 2-8),
- Processus tumoraux (UE2-9),
- Infectiologie et hygiènes (UE 2-10),
- Pharmacologie et thérapeutique (UE 2-11).

Ainsi par exemple, dans l'unité d'enseignement « processus inflammatoires et infectieux » on retrouve rassemblées toutes les pathologies infectieuses découlant d'un même mécanisme physiopathologique de réaction inflammatoire.

Les processus inflammatoires et infectieux

Dans cet ouvrage sont abordées et regroupées toutes les questions incluses dans cette UE, à savoir les processus pathologiques inflammatoires et infectieux, qu'il s'agisse des infections virales à VIH ou VHB, VHC, ou des infections communautaires affectant les différents appareils de l'organisme, ou encore de la grippe et des pathologies ré-émergentes comme la tuberculose.
Pour être au plus près du programme, seront repris les objectifs de l'UE :

- expliquer la notion de processus physiopathologique,
- donner les principes caractéristiques de la sémiologie,
- expliquer la notion de processus infectieux,
- expliquer la survenue des pathologies qui en découlent,
- identifier les complications, risques, et enfin traitements de ces processus.

Toutes les questions traitées dans l'ouvrage de façon claire et didactique l'ont été par des médecins spécialistes (chefs de cliniques ou praticiens hospitaliers), rompus à l'enseignement aux étudiants en médecine (à la faculté et/ou en enseignement postuniversitaire) autant qu'aux étudiants infirmiers (cours en IFSI, enseignement en stages pratiques).
Les questions ont toutes été récemment actualisées en fonction des connaissances médicales les plus récentes.
Quasi-systématiquement, les questions ont été pensées et rédigées en collaboration étroite avec des infirmier(e)s ou cadres de santé hospitaliers.

Laurent Sabbah

1. Maladies à déclaration obligatoire en France et calendrier vaccinal

Liste exhaustive

- Botulisme
- Brucellose
- Chikungunya
- Choléra
- Dengue
- Diphtérie
- Fièvres hémorragiques africaines
- Fièvre jaune
- Fièvre typhoïde et fièvres paratyphoïdes
- Infection aiguë symptomatique par les virus des hépatites A et B
- Infection par le virus de l'immunodéficience humaine (VIH)
- Légionellose
- Listériose
- Maladie du charbon
- Méningite cérébro-spinale à méningocoques et méningococcémies
- Orthopoxviroses dont la variole
- Paludisme autochtone (à proximité des aéroports)
- Paludisme d'importation
- Peste
- Poliomyélite antérieure aiguë
- Rage
- Rougeole
- Suspicion de maladie de Creutzfeldt-Jakob et autres encéphalopathies subaiguës spongiformes transmissibles humaines (ESST)
- Tétanos
- Toxi-infections alimentaires collectives (TIAC)
- Tuberculose
- Tularémie
- Typhus exanthémique

Liste triée

Maladies à prévention vaccinale

- Tétanos
- Diphtérie
- Poliomyélite
- Fièvres typhoïdes et paratyphoïdes

Affections respiratoires, méningites

- Cas de tuberculose déclarés
- Légionelloses
- Infections à méningocoque

Sida

Maladies d'origine alimentaire, zoonose

- Toxi-infections alimentaires collectives
- Botulisme
- Brucellose humaine

Maladies justifiant des mesures internationales

- Choléra
- Peste
- Fièvre jaune
- Fièvres hémorragiques africaines
- Typhus exanthématique
- Variole
- Rage

Maladie vectorielle

Paludisme

Calendrier vaccinal en France (2007)

Âge	Vaccin	Valence
2 mois	Hexavalent	Diphtérie, tétanos, coqueluche, polio, *Hæmophilus influenzæ* b, hépatite B
3 mois	Pentavalent	Diphtérie, tétanos, coqueluche, polio, *Hæmophilus influenzæ* b
4 mois	Hexavalent	Diphtérie, tétanos, coqueluche, polio, *Hæmophilus influenzæ* b, hépatite B
16 à 18 mois	Hexavalent	Diphtérie, tétanos, coqueluche, polio, *Hæmophilus influenzæ* b, hépatite B

À noter : pour les nourrissons à risque, il pourra également être proposé une vaccination protégeant contre les formes graves de tuberculoses par le BCG.

2. Accidents exposant au sang

Définition

Un Accident exposant au sang (AES) est défini comme tout contact avec du sang ou un liquide biologique contenant du sang et comportant soit une effraction cutanée (piqûre ou coupure), soit une projection sur une muqueuse (œil, bouche) ou sur une peau lésée.
Le risque de transmission d'agents infectieux lors d'un AES concerne l'ensemble des germes véhiculés par le sang ou les liquides biologiques (bactéries, virus, parasites et champignons).
En pratique, on redoute surtout le VHB, le VHC et le VIH, en France, du fait de leur prévalence, de l'existence d'une virémie chronique et de la gravité de l'infection engendrée.

Facteurs de risque de contamination

En pratique de soins, il n'y a de risque de contamination par ces virus qu'en cas d'AES, le risque individuel varie en fonction de la gravité de l'AES, et notamment de l'importance de l'inoculum viral. En pratique, les accidents les plus graves sont ceux où :
- la blessure est profonde;
- la virémie du patient source est élevée;
- l'aiguille est utilisée pour un geste intraveineux ou intra-artériel;
- l'aiguille est visiblement souillée;
- l'aiguille est de gros calibre.

Les accidents causés par une tierce personne peuvent également être graves, car le mouvement de retrait de l'objet vulnérant est moins immédiat.

Prévention

Extrait de la circulaire DGS/DH n° 98 du 20 avril 1998 : «[…] Le chef d'établissement en concertation avec le CLIN, le médecin du Travail et le CHSCT doit définir une stratégie de prévention. Cette stratégie intégrée dans une démarche d'amélioration des conditions de travail doit tenir compte de l'impact des mesures préconisées sur la sécurité des patients et repose sur :
1. la vaccination du personnel soignant,
2. le respect des précautions générales d'hygiène […],
3. l'utilisation rationnelle d'un matériel adapté,

4. la prévention de l'exposition dans les blocs opératoires,
5. la mise en place d'un dispositif de prise en charge des AES,
6. l'interprétation des données de la surveillance des AES,
7. l'information et la formation du personnel,
8. l'évaluation des actions entreprises. [...] »

Conduite à tenir en cas d'AES

La conduite à tenir après AES doit être connue de tous. Elle a été rappelée dans une circulaire du ministère de la Santé visant à mettre en place un dispositif permanent garantissant la possibilité d'un accès à une prophylaxie contre le VIH dans un délai court quel que soit le lieu et le mode d'exercice – public, privé ou libéral – de la personne victime d'une exposition importante à du sang potentiellement contaminant.

En pratique :

- nettoyer et désinfecter immédiatement;
- prendre rapidement un avis médical;
- obtenir rapidement le statut du patient source;
- déclarer l'accident;
- mettre en route un suivi si nécessaire.

PARTIE 1

Infections virales

3. Infection par le VIH

Généralités

Les deux principaux agents responsables sont les virus VIH1 (découvert en 1983) et VIH2 (découvert en 1985). Il s'agit de virus à ARN de la famille des rétrovirus. Très schématiquement, le virus pénètre les cellules de l'organisme qui présente le CD4, notamment les lymphocytes T et les monocytes-macrophages. Puis, le virus s'y multiplie, et finit par provoquer la destruction de la cellule, entraînant une baisse de l'immunité et libérant de nouveaux virus. Cette baisse de l'immunité est renforcée par le fait que les lymphocytes T-CD4 et les macrophages, une fois infectés, sont modifiés et sont donc également détruits en tant « qu'agents étrangers » par les défenses de l'organisme.

Il existe trois modes de contamination :

- sexuelle,
- sanguine,
- materno-fœtale.

Un patient infecté va, plus ou moins vite, évoluer vers une issue fatale, rendant indispensable toutes les techniques prévenant l'infection, comme les méthodes contraceptives à type de préservatifs, et le dépistage obligatoire des dons de sang, effectif depuis août 1985.

Depuis la seconde moitié des années 1990, la mise en place de traitements combinant plusieurs classes d'antirétroviraux a considérablement fait chuter la mortalité de la maladie, mais uniquement dans les pays développés.

Plus de 70 millions de personnes sont mortes du sida (Syndrome d'immunodéficience acquise, la forme clinique grave de l'infection à VIH) depuis le début de l'épidémie.

Clinique

La primo-infection

Elle survient dans les 6 à 8 semaines suivant la contamination. Elle n'est symptomatique que dans 50 % des cas, évoquant alors souvent un syndrome grippal. Cependant, plusieurs signes associés peuvent être évocateurs : de nombreux ganglions, un érythème, des arthralgies, une splénomégalie, une pharyngite.

L'infection

L'immunodépression consécutive à la destruction des CD4 n'est en règle générale constatée qu'après plusieurs années. L'infection par les VIH distingue trois tableaux cliniques, divisés en stades A, B et C par l'OMS en 1993.

Stade A

Il s'agit de la primo-infection symptomatique, de la lymphadénopathie généralisée et d'une infection chronique asymptomatique par le VIH.

Stade B

Il s'agit de l'apparition de l'un des signes suivants : angiomatose bacillaire, candidose oro-pharyngée, candidose vaginale compliquée, dysplasie du col, leucoplasie chevelue de la langue, fièvre ou diarrhée > un mois, zona récurrent, salpingite, purpura thrombocytopénique (d'origine plaquettaire), neuropathie périphérique.

Stade C

Également appelé sida, ce stade correspond à l'apparition de l'une des pathologies suivantes : candidose invasive, cancer invasif du col, cryptococcose, infection à CMV, coccidioidomycose, infection grave à CMV, infection herpétique invasive, histoplasmose, isosporidose, sarcome de Kaposi, lymphome, tuberculose, mycobactérie atypique, pneumocystose, toxoplasmose, cachexie, septicémies récidivantes à salmonelle, pneumopathies bactériennes récidivantes.

Diagnostic

Pour affirmer une infection par le virus VIH, il faut un résultat positif avec deux tests différents :

- habituellement, on commence par un test très sensible, mais qui peut donner des faux positifs : la technique Elisa;
- le test de confirmation se fait par la technique : Western-Blot.

Malheureusement, pendant plusieurs semaines (2–3 mois) après la contamination, la détection des anticorps peut être négative.

Pour y pallier, on peut alors rechercher :

- l'antigène P24, qui est très spécifique, mais pas assez sensible (positif dès 16 jours après la contamination);
- une mesure de la charge virale (positif dès 10 jours après la contamination).

Principes du traitement

La prise en charge de chaque patient est particulière. L'objectif est d'avoir un contrôle régulier de la charge virale et du taux de CD4, et de ne traiter que lorsque le taux de CD4 descend trop bas, notamment en dessous de 200 par mm^3, ou lorsque la charge virale est trop élevée, notamment supérieure à 100 000 par mm^3.

Le traitement classique associe deux inhibiteurs de la transcriptase inverse du VIH et un inhibiteur de la protéase du VIH. Mais chaque patient a ses propres souches, avec ses propres profils de résistance, donc le traitement antirétroviral doit être adapté à chaque situation.

La prise en charge d'une femme enceinte infectée par le VIH permet de faire chuter le risque de transmission materno-fœtale de 25 % à 1 %. Lorsque la mère est bien observante et que la charge virale est minimum, il n'est même pas recommandé de faire une césarienne.

Conduite à tenir IDE

Accueil du patient

Recueil des observations participant à la bonne connaissance de la santé du patient (interrogatoire ciblé, prise des constantes hémodynamiques et respiratoires).

Prise de constantes

Fréquence cardiaque (FC), pression artérielle (PA), poids, température, réalisation du bilan avec ECG initial selon prescription médicale écrite.

Mise en route du traitement

Surveillance de la compliance, tolérance et efficacité du traitement médicamenteux.

Le point le plus important reste cependant la prévention des Accidents exposant au sang (AES). Les procédures de prise en charge des AES devront être affichées et expliquées clairement. La liste des médecins référents AES devra être facilement disponible.

4. Hépatites virales

Épidémiologie/Clinique

L'hépatite virale correspond à une inflammation du foie
Cette inflammation est secondaire à la réponse immune qui, elle-même, est la réponse à une agression virale.
L'anatomopathologie est commune aux diverses formes : association de lésions hépatocytaires, d'un infiltrat inflammatoire, d'une prolifération kupfferienne et des signes de régénération.

Hépatite virale aiguë

Devant une suspicion d'hépatite virale aiguë, il faut rechercher à l'interrogatoire :
- un séjour probable en zone de forte endémie ;
- un risque oro-fécal (boisson…) ;
- un risque de transmission sanguine (tatouage, piercing, etc.).

Devant une suspicion d'hépatite virale aiguë, il faut rechercher à l'examen clinique :
- une asthénie, une anorexie, des arthralgies, des douleurs abdominales, un fébricule et un prurit ou un urticaire ;
- des signes de troubles de la sécrétion de la bilirubine : un ictère, aussi bien un subictère conjonctival (coloration isolée des muqueuses conjonctivales) qu'une franche coloration de la peau, des selles décolorées et des urines foncées.

Hépatite virale chronique

Devant une suspicion d'hépatite virale chronique, il faut rechercher à l'examen clinique :
- des signes d'une hépatopathie chronique : foie ferme augmenté de volume ;
- des signes d'insuffisance hépatocellulaire : érythrose palmaire, angiomes stellaires, etc. ;
- des signes d'hypertension portale : splénomégalie, ascite, circulation collatérale abdominale.

Devant une suspicion d'hépatite virale chronique, la biologie doit mettre en évidence :
- l'existence d'un hypersplénisme : thrombopénie, neutropénie ;
- l'existence d'une insuffisance hépatocellulaire : baisse du facteur V et de l'albumine ;

- une augmentation des transaminases. Cependant, des transaminases normales n'éliminent pas le diagnostic d'hépatopathie chronique.

À la ponction biopsie hépatique, l'examen histologique précisera l'importance de l'activité et le degré de fibrose. L'activité est évaluée sur l'existence d'une nécrose hépatocytaire et sur l'importance de l'infiltrat inflammatoire. Calcul des scores de Knodell et Metavir.

Hépatite A

Elle est liée au manque d'hygiène, aux mains sales; la transmission est oro-fécale. L'incubation est de courte durée. Le diagnostic repose sur la mise en évidence des anticorps anti-VHA. Les IgM signent l'infection récente; les IgG, une immunité installée.

Il est avant tout préventif et comporte principalement des mesures d'hygiène. Pour les sujets non immunisés se rendant en terrain de forte endémie, une immunisation d'une durée de 3 mois par injection intramusculaire d'immunoglobulines pourra être proposée.

Hépatite B

La transmission s'effectue par voie sanguine, sexuelle, parentérale ou materno-fœtale. L'incubation est de 60 à 120 jours. Le passage à la chronicité est révélé par la persistance de l'antigène HBs plus de 6 mois. Les anticorps anti-HBs témoignent d'une guérison ou d'une vaccination. Les anticorps anti-HBc de type IgM signent une infection récente, ceux de type IgG signent une immunité installée. Les antigènes HBe signent une réplication du virus. Les anticorps anti-HBe signifient une absence de réplication.

Hépatite C

La transmission se fait par voie sanguine. L'incubation est de 6 à 8 semaines. Il y a 80 % de chronicisation. Le diagnostic est posé par Elisa, PCR et charge virale.

Principes du traitement

L'indication du traitement en cas d'infection chronique sera fonction des lésions hépatiques.

Le traitement curatif varie en fonction du virus infectant :

- *HBV* : interféron ou lamivudine;
- *HCV* : association interféron et ribavirine;
- *HDV* associé au *HBV* : interféron à hautes doses.

En cas d'hépatite aiguë, aucun traitement n'est indiqué; les seules mesures utiles sont l'arrêt de toutes boissons alcoolisées et de tous les médicaments potentiellement hépatotoxiques.

☛ *Le traitement préventif est fondamental.*

Conduite à tenir IDE

Accueil du patient

Recueil des observations participant à la bonne connaissance de la santé du patient (interrogatoire ciblé, prise des constantes hémodynamiques et respiratoires).

Prise de constantes

Fréquence cardiaque (FC), pression artérielle (PA), poids, température, réalisation du bilan avec ECG initial selon prescription médicale écrite.

Mise en route du traitement

Surveillance de la compliance, tolérance et efficacité du traitement médicamenteux.

Empêcher la transmission nosocomiale est primordial : isolement septique +++, par exemple, acheminement des prélèvements sanguins sous double emballage hermétique, désinfection des sanitaires après chaque selle, etc.

Il faut également expliquer au patient les modes de transmission et les mesures de précaution qui en découlent.

5. Grippe

Définition

Les virus responsables de la grippe peuvent être de trois types différents : A, B et C : il s'agit des *Influenzavirus* qui font partie de la sous famille des Orthomyxovirus. Il s'agit de virus enveloppés, à ARN dont la nucléocapside présente une symétrie hélicoïdale.
Les virus de type A et B sont responsables des épidémies grippales annuelles, mais seuls les virus de type A sont à l'origine des pandémies grippales. Le virus de type C semble lié à des cas sporadiques et donne le plus souvent une grippe d'expression modérée.

Signification de H1N1 ou H5N1

Les influenzavirus de types A et B peuvent provoquer des épidémies de grippe « classique » tous les ans car ils présentent une variation antigénique importante au niveau de 2 protéines de la capside : l'Hémagglutinine (H) et la Neuraminidase (N). Il existe 16 sous-types H (H1, H2 etc…) et 9 sous-types N (N1, N2 etc…). Le chiffre accolé à l'initiale sert à désigner précisément la nature du sous-type.
Par exemple le nom H1N1 définit le sous-type en associant les initiales des deux molécules antigènes présentes à la surface du virus : Hémagglutinine et Neuraminidase. Le virus A (H1N1) est donc un virus de type A, qui présente deux antigènes d'enveloppe : Hémagglutinine 1 et Neuraminidase 1.
La souche virale responsable de la première épidémie de grippe aviaire en 1997 (épidémie de Hong Kong), était de sous-type H5N1.

Pourquoi certaines souches sont à l'origine d'épidémies et d'autres de pandémies (épidémies à l'échelle mondiale) : glissements vs réassortiments

Tous les ans, les personnes fragiles comme les femmes enceintes ou les personnes âgées doivent être vaccinées contre la grippe saisonnière. En effet, il y a pour les virus A et B, des mutations tous les ans. Ces mutations ne modifient pas beaucoup les virus, ce qui nous permet d'une année sur l'autre de conserver une immunité partielle, une certaine protection. Pour tenir compte de ces mutations, appelées des glissements antigéniques, les vaccins grippaux sont donc préparés chaque année à partir des souches virales ayant circulé l'année

précédente. Ces glissements antigéniques sont donc à l'origine des épidémies de grippe classiques, dites saisonnières.
Beaucoup plus rarement se produisent non pas des petites mutations, mais des changements radicaux de la structure de l'hémagglutinine (H). Elles résultent de réassortiments génétiques (et non plus de simples «glissements») survenant entre des virus de sous-types différents. Ces réassortiments aboutissent notamment au remplacement d'un type d'hémagglutinine par un autre. Il s'agit toujours d'un virus de type A. L'immunité préexistante à ce changement est sans effet sur le nouveau virus si bien que les grandes pandémies surviennent suite à de ces cassures antigéniques. Cela a été le cas de la grippe espagnole de 1918 (souche H1N1), la grippe asiatique de 1957 (souche H2N2), la grippe de Hong-Kong en 1968 (souche H3N2). Dans un tel cas de figure, la population n'étant pas immunisée, les conséquences sont potentiellement dramatiques et les victimes dans ces exemples ont été très nombreuses :

- grippe espagnole : 40 millions de morts environ,
- grippe asiatique : 4 millions de morts environ,
- grippe de Hong Kong : 2 millions de morts.

Le virus responsable de la pandémie actuelle (2009-2010) est de type A/H1N1 et il résulte de phénomènes de recombinaisons entre des virus de type humain et animal (aviaire et porcin, donc appelé à tort au début «grippe porcine»).

Épidémiologie

Les virus de la grippe saisonnière qui circulent habituellement sont d'origine humaine. Chaque année, en période hivernale, ils touchent entre 2 et 7 millions de Français et provoquent de 4000 à 6000 décès (estimation de l'Institut de Veille Sanitaire). Souvent banalisée comme synonyme de rhume ou de «coup de froid», la grippe est donc un problème majeur de santé publique et à l'échelle planétaire elle est responsable d'une morbidité élevée et de 250 000 à 500 000 décès par an, essentiellement de jeunes enfants et de personnes âgées. Le coût sanitaire et social annuel de la grippe est considérable, évalué à plusieurs milliards de dollars aux États-Unis, et à 460 millions d'euros en France pour une épidémie moyenne. Il existe un réseau épidémiologique mondial coordonné par l'OMS.
Le virus se transmet :

- par la voie aérienne, c'est-à-dire la dissémination dans l'air du virus par l'intermédiaire de la toux, de l'éternuement ou des postillons;
- par le contact rapproché avec une personne infectée, en l'embrassant ou en lui serrant la main;
- par le contact avec des objets touchés par une personne malade.

Diagnostic-évolution-complication

L'incubation est de courte durée (7 jours maximum, généralement 24–48 h). Une personne atteinte par le virus reste contagieuse environ une semaine, à partir de la veille de l'apparition des symptômes. La grippe est une maladie causée par une infection virale touchant le tractus respiratoire. Dans la plupart des cas, les signes d'infection sont une fièvre supérieure à 38°5, une toux ou des difficultés respiratoires, une fatigue, des courbatures, des malaises. Ces signes s'accompagnent parfois de troubles digestifs. Les complications graves de la maladie sont de type bronchite, pneumonie, insuffisance rénale, insuffisance cardiaque. Depuis avril 2009, de nombreux cas rapportent des syndromes de détresse respiratoire aiguë (SDRA) associés au virus A (H1N1), majoritairement attribués à une pneumonie virale. Cette complication, dénommée « grippe maligne » par le passé, est exceptionnelle au cours de la grippe saisonnière.

Traitement/vaccination

Traitement

Les traitements symptomatiques sont centrés sur l'amélioration du confort du patient.
Chez l'adulte comme chez l'enfant, pour faire baisser la fièvre, le paracétamol est la molécule la plus adaptée.
Les traitements antiviraux agissent en réduisant la capacité du virus à se multiplier. Ils peuvent prévenir la maladie ou atténuer ses symptômes et les risques de complication.
Deux médicaments antiviraux sont actifs contre la grippe A (H1N1) :

- le *Tamiflu* (oseltamivir), pour l'adulte et l'enfant à partir d'1 an, déconseillé en cas d'insuffisance rénale sévère,
- le *Relenza* (zanamivir), pour l'adulte et l'enfant à partir de 5 ans.

Il n'y a pas d'indication à un traitement antibiotique en l'absence de surinfection bactérienne.

Vaccination

Il est possible de vacciner contre la grippe, à l'aide d'un vaccin inactivé dont la composition varie d'année en année, en fonction des souches virales infectantes du moment (Cf. plus haut). La protection vaccinale apparaît 10 à 15 jours après l'injection et est efficace dans 80 % des cas.
En période d'épidémie ou de pandémie, la vaccination est recommandée pour les personnes à risques comme les femmes enceintes et ou les personnes âgées. Il est également recommandé de vacciner les personnes en contacts avec des patients, d'autant plus si ces patient sont fragiles.

Mesures de prévention par les IDE : le principe des mesures barrières

Pour limiter les risques de transmission, il convient d'appliquer quelques règles d'hygiène élémentaires qui font partie des « mesures barrières ».

Il est nécessaire de se laver les mains le plus souvent possible, à l'eau et au savon liquide ou de les désinfecter avec une solution hydro-alcoolique. Le lavage des mains doit être soigné car le savon, à lui seul, ne suffit pas à supprimer les germes. C'est la combinaison du savonnage, du frottage, du rinçage et du séchage qui permet de s'en débarrasser. Toute la surface des mains et des poignets doit être nettoyée, y compris les ongles.

C'est un geste qui doit devenir un réflexe dans les situations suivantes :

- avant de manger et de préparer les repas ;
- avant de mettre ou d'enlever ses lentilles de contact ;
- après avoir éternué, toussé, craché ou s'être mouché ;
- après avoir emprunté les transports collectifs ;
- après chaque retour à son domicile ;
- après chaque contact avec une personne malade ou avec les objets qu'elle est susceptible d'avoir touchés ;
- après avoir retiré un masque.

Les mouchoirs à usage unique doivent être jetés immédiatement dans une poubelle. A défaut de mouchoir, le bras ou la manche peuvent faire office de barrière.

Le masque en cas de pandémie

L'Organisation Mondiale de la Santé insiste sur le fait que si l'on porte un masque, il est indispensable de bien l'utiliser et de l'éliminer correctement car un usage non approprié peut augmenter les risques de transmission. Voici ses recommandations :

- appliquer soigneusement le masque de façon à recouvrir le nez et la bouche et l'attacher serré de façon à l'ajuster au mieux sur le visage ;
- lorsque l'on porte un masque, éviter de le toucher – chaque fois que l'on touche un masque usagé, se laver les mains à l'eau et au savon ou à l'aide d'une solution hydro-alcoolique ;
- lorsqu'il s'humidifie, le remplacer par un nouveau masque propre et sec ;
- ne pas réutiliser des masques à usage unique ;
- jeter les masques à usage unique après chaque utilisation et immédiatement après les avoir retirés dans une poubelle à pédale avec couvercle ou dans un sac en plastique, fermé avec un lien.

PARTIE 2

Infections communautaires respiratoires

6. Bronchite aiguë

Définition et physiologie

Infection des voies aériennes sous-glottiques (ou basses) proximales, c'est-à-dire sans atteinte infectieuse distale (territoires alvéolaires).

Épidémiologie

Première infection des voies aériennes basses : 35/100 000 par mois.
Facteurs favorisants :
- toux inefficace;
- altération de la clairance muco-ciliaire (tabac);
- agression de la muqueuse bronchique (tabac);
- inflammation bronchique (tabagisme, asthme, broncho-pneumopathie chronique obstructive [BPCO], dilatation des bronches);
- colonisation bactérienne.

Physiopathologie – Étiologies

Maladie virale :
- virus *influenzae;*
- myxovirus, adénovirus; etc.

Maladie saisonnière : automno-hivernale.
Maladie bénigne :
- pas de gravité chez le sujet sain;
- décompensation respiratoire possible sur les terrains à risque (asthme, BPCO).

Diagnostic

Signes fonctionnels

- Toux.
- Crachats purulents (ne sont pas le témoin d'une infection bactérienne).
- Fièvre, courbatures.
- Fatigue sans altération de l'état général.

Examen clinique

Pas de signes d'atteinte du poumon profond : absence de crépitants.

Examen complémentaire

Aucun bilan n'est nécessaire.

Évolution

- Guérison *spontanée* en 5 à 8 jours.
- Surinfection bactérienne rare.
- Décompensation respiratoire : détresse respiratoire chez le BPCO, crise d'asthme.

Traitement – Comprendre la prescription

Traitement

Mesures générales

Arrêt du tabac.

Traitement symptomatique

- Repos.
- Hydratation.
- Antipyrétiques (paracétamol).
- Anti-tussifs : contre-indiqués chez les insuffisants respiratoires, utiles si la toux est compliquée (vomissement, insomnie, douleur, etc.).

Antibiothérapie

- Pas d'antibiothérapie chez les sujets jeunes sains.
- Chez le patient BPCO, l'antibiothérapie est discutable et n'est pas systématique (absence de preuve de son utilité mais fréquence plus importante des bronchites bactériennes) : amoxicilline + acide clavulanique (*Augmentin*).

7. Pneumonies aiguës communautaires

Définition et physiologie

– *Pneumonie* : infection des voies aériennes basses (sous-glottiques) *avec une atteinte du poumon profond* (alvéoles pulmonaires).
– *Communautaire* : infection acquise en ville ou se révélant dans les deux premiers jours d'un séjour hospitalier.

Épidémiologie

– Incidence annuelle : 75/100 000.
– Maladie grave (potentiellement) : 5 à 25 % de mortalité, selon les catégories d'âge.

Physiopathologie – Étiologies

Agents infectieux, deux types de bactéries :
– culture standard :
  • Pneumocoque (première bactérie quelle que soit la catégorie d'âge),
  • Klebsielle,
  • Haemophilus influenzae ;
– culture en milieu intracellulaire :
  • Légionella,
  • Mycoplasma,
  • Chlamydia.

Diagnostic

Signes fonctionnels

– Début le plus souvent brutal.
– Toux, crachats purulents, fétides ou rouillées.
– Fièvre ± frissons.
– Altération de l'état général marquée.

Examen clinique

– Signe capital : atteinte de l'alvéole pulmonaire (crépitants, douleur thoracique, matité, etc.).
– IDE : température, FR, SaO_2 +++.

- Évaluer la gravité +++ :
  - retentissement respiratoire : FR, SaO_2, gaz du sang artériel ;
  - choc septique ;
  - conscience ;
  - diurèse ;
  - patients à risque : insuffisant respiratoire, cardiaque, diabétiques, âge > 65 ans, immunodépression.

Examens complémentaires

Biologie

Syndrome inflammatoire (CRP élevée, élévation des polynucléaires neutrophiles).

Radiographie de thorax ++++ (figure 1)

La radiographie de thorax est l'examen de référence ; elle montre des opacités alvéolaires.

Microbiologie

- Hémocultures ++++ si température > 38,5 °C, frissons.
- Antigènes urinaires, légionelle et pneumocoque.

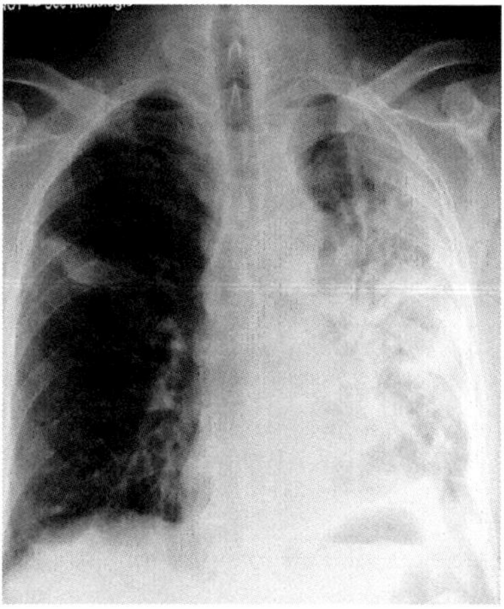

Figure 1. Pneumonie aiguë communautaire, radiographie de thorax.

- ECBC non systématique.
- Pas de fibroscopie bronchique pour prélèvement ++++.

Évolution

Détresse respiratoire (SDRA : syndrome de détresse respiratoire aigu de l'adulte).
Choc septique, défaillance multi-viscérale.
Décès :
- inférieur à 5 % chez les sujets jeunes non hospitalisés;
- supérieur à 15 % chez les sujets âgés hospitalisés;
- près de 20 % en réanimation.

Pleurésie parapneumonique : épanchement inflammatoire (exsudat) réactionnel simple ou infecté.
Abcédation (figure 2) :
- nécrose tissulaire d'origine infectieuse avec accumulation de pus;
- aspect particulier : plutôt subaiguë, forte altération de l'état général;
- un terrain : alcoolique (chicots, vomissements) et sujets âgés;
- un mécanisme important : inhalation;
- des germes particuliers :
  - anaérobies,
  - Klebsielle *pneumoniae,*
  - Staphylocoque.

☛ *Prendre en charge = 2 objectifs.*

1) Faut-il hospitaliser? Sont hospitalisées les formes graves (15 à 25 % de mortalité)
2) Quel traitement antibiotique faut-il débuter?

Traitement – Comprendre la prescription

Principes de traitement

Antibiothérapie

L'antibiothérapie est :
- la plus précoce possible : améliore la survie;
- empirique : signifie qu'elle est débutée et se veut active sur les germes habituellement retrouvés dans les pneumonies communautaires sans pour autant avoir besoin de savoir lequel est responsable;
- parentérale (IV) ou entérale (*per os*) selon la gravité du patient.

En pratique :
- pneumonie non grave : amoxicilline (1 g x 3/j) ou macrolides + *surveillance à 48 heures*;

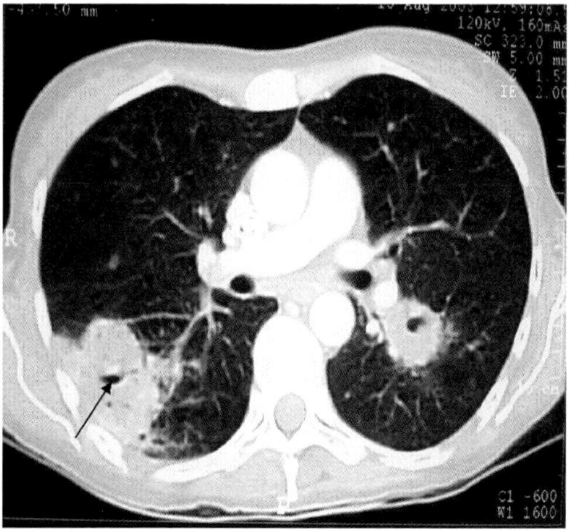

Figure 2. Abcédation. Opacité alvéolaire excavée avec niveau hydroaérique.

– pneumonie sévère (hospitalisation en réanimation) : il faut que les antibiotiques soient actifs sur tous les germes potentiellement responsables. Amoxicilline + acide clavulanique (ou cefotaxime) et macrolides + *surveillance à 48 heures.*

Mesures symptomatiques

– Oxygénothérapie, voire ventilation mécanique si nécessaire;
– hydratation abondante;
– contrôle des autres tares : diabète notamment;
– pas d'antipyrétique +++.

Surveillance

Une pneumonie hospitalisée est par essence une maladie grave et donc un patient à risque de se dégrader et pour lequel une surveillance renforcée doit être mise en place.
Un objectif : apyrexie en 48 heures ++++.
Surveillance hospitalière :
– FR, SaO_2;
– température;

- TA, pouls ;
- diurèse ;
- pas d'isolement respiratoire nécessaire.

Comprendre le choix des antibiotiques (figure 3)

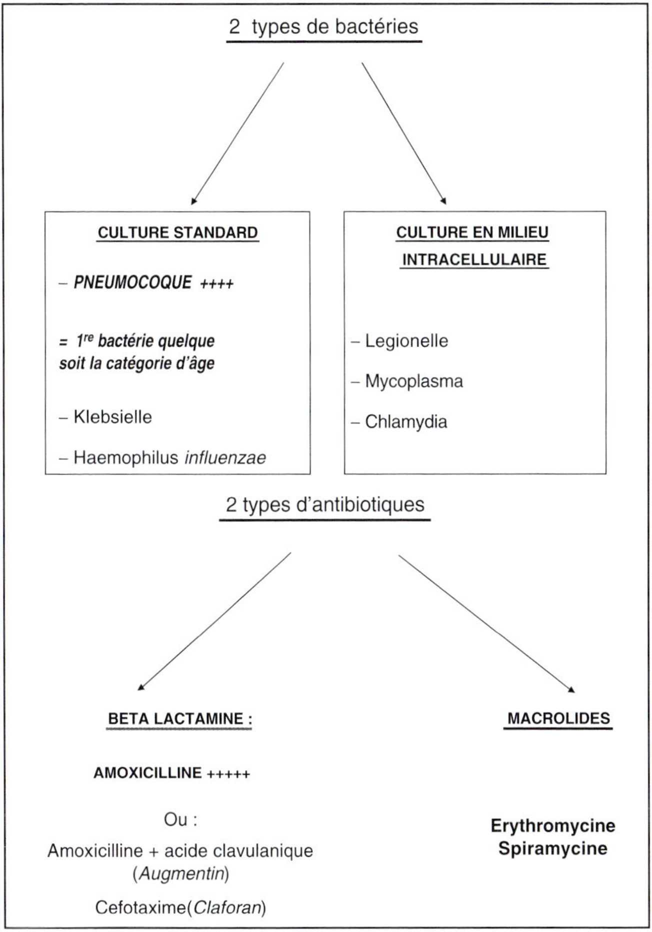

Figure 3. Comprendre le choix des antibiotiques.

8. Tuberculose pulmonaire

Définition et physiologie

Infection pulmonaire chronique et nécrotique (caverne) par le bacille de Koch, *Mycobactérium tuberculosis*.
Agent :
- bacille de Koch (BK);
- transmission aérienne interhumaine directe par les gouttelettes de salive (toux);
- croissance lente, bactérie à croissance aérobie stricte (dépendance totale de l'oxygène).

Épidémiologie

- Maladie à déclaration obligatoire.
- Incidence stabilisée à l'heure actuelle en France. Baisse régulière depuis le début du vingtième siècle, notamment grâce à l'émergence des antibiotiques. Stabilisation en rapport avec l'épidémie de VIH. La tuberculose reste un problème sanitaire majeure avec une forte mortalité dans les pays d'Afrique et les pays en voie de développement.
- Problème épidémiologique majeure : émergence de résistances aux antibiotiques, en Europe de l'Est notamment.

Physiopathologie – Étiologies

Infection tuberculeuse latente

Premier contact entre un organisme et le BK pathogène.
Le système immunitaire, s'il n'est pas défaillant, jugule l'infection.
Définition en pratique :
- aucun symptôme;
- aucune anomalie radiologique;
- positivité isolée de l'intradermo-réaction à la tuberculine (IDR).

Tuberculose maladie

L'immunité ne contrôle plus le phénomène infectieux. La bactérie va se multiplier dans le poumon qui est sa cible principale car le bacille est aérobie strict, elle se multiplie aux parties hautes des poumons, là où il est le mieux ventilé et oxygéné (expliquant la localisation des anomalies radiologiques). L'infection à BK réalise une pneumonie infectieuse chronique nécrosante très destructrice.

La maladie se développe lentement (à l'image de la croissance de la mycobactérie).
À l'inverse de l'infection tuberculeuse latente, il existe des signes cliniques : le patient est symptomatique.

Diagnostic

La suspicion de tuberculose impose la mise en place de mesures d'*isolement respiratoire*.

Terrain particulier

- Immunodépression (séropositivité VIH, corticothérapie).
- Précarité sociale.
- Séjour en zone d'endémie : Afrique, Asie du Sud-Est, pays de l'Est.

Signes fonctionnels (Tableau 1)

- Histoire chronique (évoluant depuis plusieurs semaines).
- Altération de l'état générale progressive (perte de poids, anorexie), intense (si prolongée).
- Température.
- Toux peu productive.
- Hémoptysie.
- Notion d'échec d'antibiothérapie lors de consultation préalable (diagnostic erroné de bronchite).

Tableau 1. Fréquence des symptômes de tuberculose pulmonaire.

Signe	Fréquence	Signe	Fréquence
Asthénie	85 %	Toux	75 %
Anorexie	45 %	Expectoration	55 %
Amaigrissement	70 %	Hémoptysie	25 %
Fièvre	60 %	Douleur thorax	22 %
Sueurs	24 %	Dyspnée	31 %
		Pleurésie	16 %

Imagerie médicale (figure 4)

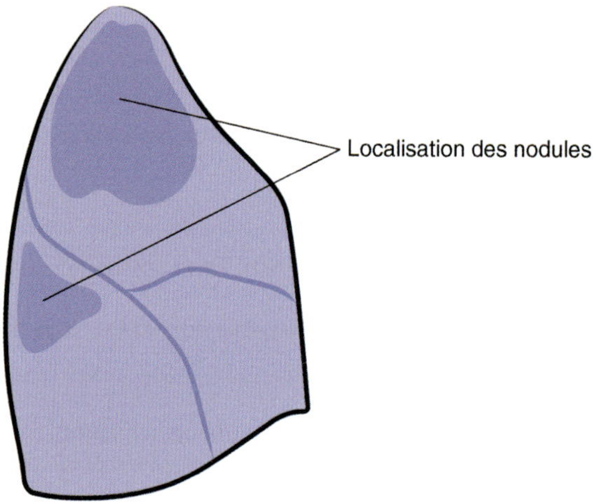

Figure 4. Localisations préférentielles des anomalies radiologiques dans la tuberculose (poumon droit de profil).

Diagnostic positif

Confirmation microbiologique : mise en évidence du BK.
Examen direct (coloration de Ziehl).
Culture (milieu de Lowenstein).
Et/ou arguments anatomopathologiques caractéristiques : granulome épithélioïde avec nécrose caséeuse.

Stratégie de prélèvements

Faire 3 BK crachats (1 tous les matins, pendant 3 jours) : examen bactériologique d'un crachat avec les techniques spécifiques du BK (coloration de Ziehl) :

- *si positifs* : diagnostic certain (la patient est bacillifère donc contagieux);

- *si négatifs* : poursuivre les investigations par une fibroscopie bronchique avec la réalisation d'un LBA, d'une aspiration bronchique et de biopsies.

La technique du tubage gastrique doit être réservée aux enfants et aux sujets âgés qui ne crachent pas. Le principe est d'aspirer le surnageant gastrique au réveil, patient allongé, car les sécrétions trachéales sont dégluties pendant la nuit.

Autres examens utiles

Bilan du terrain et de la maladie :
- sérologie VIH (obligatoire);
- NFS, VS, CRP.

Bilan pré-thérapeutique :
- fonction rénale;
- bilan hépatique complet;
- sérologies des hépatites virales B et C;
- uricémie;
- NFS;
- examen ophtalmologique.

Évolution

L'évolution est le plus souvent favorable sous traitement anti-tuberculeux.

Un traitement inadapté ou l'arrêt précoce du traitement exposent à des rechutes de la maladie.

Il existe de rares formes sévères qui correspondent à des diagnostics très tardifs avec des lésions nécrotiques pulmonaires dramatiques.

Complications :
- hémoptysie sévère;
- aspergillome (champignon filamenteux) greffé dans une caverne;
- dilatation des bronches séquellaires;
- récidive.

Autres localisations de la maladie :
- respiratoire :
  - miliaire tuberculeuse,
  - pleurale;
- ganglionnaire;
- méningite;
- osseuse : spondilodiscite (infection des corps vertébraux).

Principes de prise en charge thérapeutique de la tuberculose

- Hospitalisation + isolement respiratoire.
- Déclaration obligatoire et prise en charge à 100 %.
- Dépistage des sujets contacts.
- Poly-antibiotherapie prolongée.
- Éducation (prise) et surveillance (tolérance, observance).

Isolement respiratoire

But

Protéger les soignants d'un patient contagieux.

Comment ?

- Port de masques spéciaux.
- Aération régulière de la pièce.
- Affichage de l'isolement respiratoire sur la porte.

Durée

Jusqu'à 2 à 3 semaines après le début du traitement.

Polyantibiothérapie prolongée

Règles de prise en charge

- Une prise unique quotidienne;
- tous les antibiotiques en même temps;
- le matin;
- à heure fixe;
- à jeun;
- délai de deux heures avant le premier repas (pour ne pas gêner l'absorption d'un des médicaments);
- privilégier les formes combinées : compliance, pas d'arrêt d'un des quatre antibiotiques.

Quadrithérapie de six mois

Selon le protocole suivant : « 6 HRZE = 2 HRZE + 4 HR » (Tableau 2).

Tableau 2. Protocole de quadrithérapie sur six mois.

Molécule	Mois 1	Mois 2	Mois 3	Mois 4	Mois 5	Mois 6
H Izoniazide						
R Rifampicine						
Z Pirazinamide						
E Éthambutol						

- **Toxicité principale des antituberculeux** (Tableau 3)

Stratégie de dépistage +++

- **Pourquoi ?**

Détecter les infections latentes et limiter la propagation de la maladie.

- **Qui ?**

Les sujets contacts d'un patient atteint de tuberculose : même logement, famille directe, collègues de travail, de classe, etc.

Tableau 3. Toxicité principale des antituberculeux.

Molécule (DCI)	Nom commercial	Toxicité
Izoniazide	*Rimifon*	Hépatite cytolytique Polynévrite
Rifampicine	*Rifadine*	Induction enzymatique (accélère le catabolisme des autres médicaments par le foie) Coloration orange urine
Pyrazinamide	*Pirilène*	Hépatite cytolytique
Éthambutol	*Myambutol*	Toxicité oculaire

Comment ?

- Consultation médicale (+/- organisée par DRASS).

Examen clinique + IDR + radiographie de thorax.

- IDR, principes :

– 10 unités de tuberculine ;
– injection intradermique (papule) sur l'avant bras ;
– lecture à la 72e heure par mesure du diamètre de l'induration :
  - positivité si > 5 mm,
  - négativité si < 5 mm ;
– interprétation fonction du statut vaccinal, de l'âge, de l'intensité du contact.

Prévention de la tuberculose en France : vaccination

– Vaccination obligatoire avant l'entrée en collectivité (crèches, écoles, etc.)
– Vaccin vivant atténué.
– Efficacité :
  - 85 % contre les formes méningées ;
  - 50 % contre la tuberculose pulmonaire.
– Contrôle systématique de l'efficacité par une IDR : pas de revaccination en cas de négativité.

9. Radiographie de thorax

Principe

Absorption différente d'un faisceau de rayons X selon la nature des tissus traversés (figure 5).

Indications

Examen de première intention devant une symptomatologie respiratoire.

Principales anomalies rencontrées

Opacité alvéolaire

Opacités floconneuses à contours irréguliers avec bronchogramme aérien (figure 6).

Opacités interstitielles

Opacités réticulaires sans bronchogramme aérien (figure 7).

Épanchement pleural

Opacité déclive effaçant la coupole diaphragmatique (figure 8).

Pneumothorax

Hyperclareté homogène (figure 9).

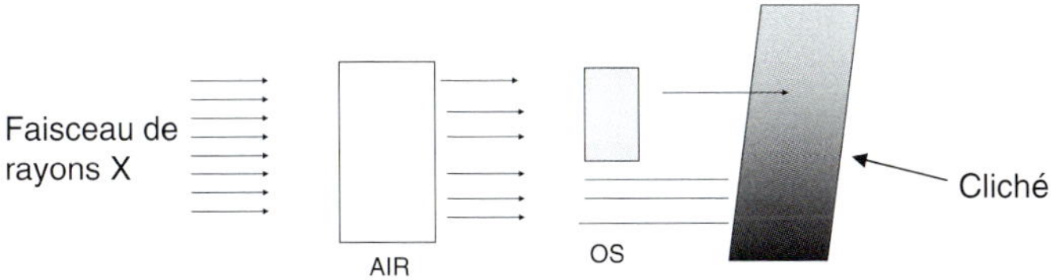

Figure 5. Schéma du principe de la radiographie : absorption différente d'un faisceau de rayons X selon la nature des tissus traversés.

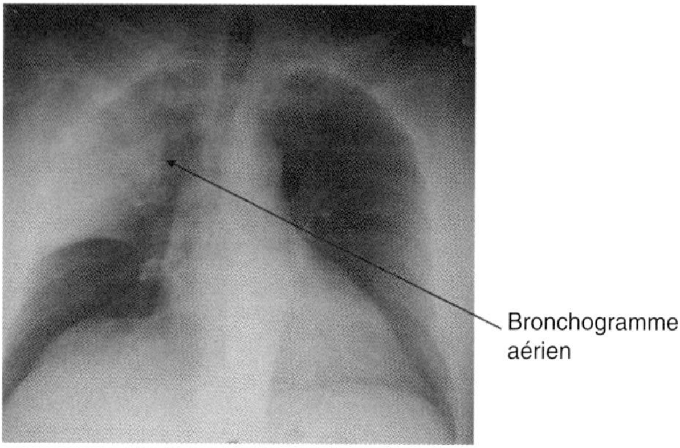

Figure 6. Radiographie de thorax présentant une opacité alvéolaire avec bronchogramme aérien.

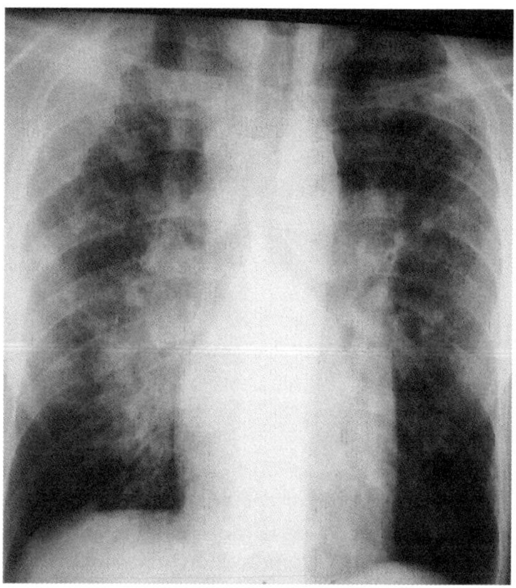

Figure 7. Radiographie de thorax présentant des opacités réticulaires sans bronchogramme aérien.

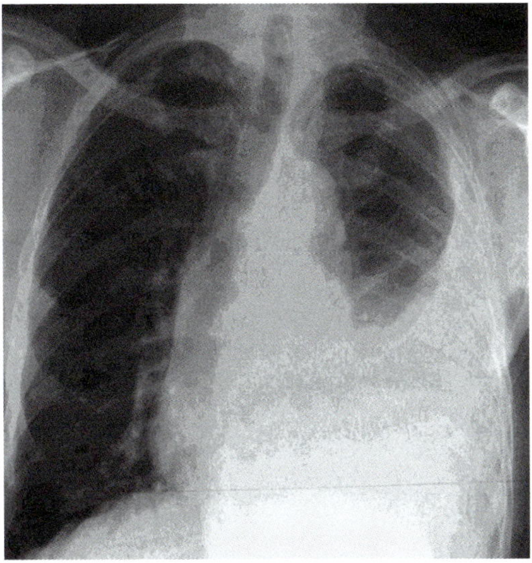

Figure 8. Radiographie de thorax présentant une opacité déclive effaçant la coupole diaphragmatique, signe d'un épanchement pleural.

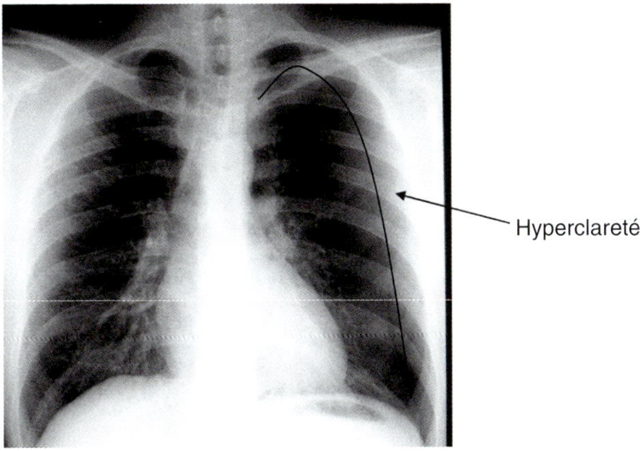

Figure 9. Radiographie de thorax présentant une hyperclareté homogène, signe de pneumothorax.

10. Examen cytobactériologique des crachats (ECBC)

Principe

– Examen microscopique puis mise en culture d'une expectoration.
– Avantage : prélèvement non invasif (contrairement à la fibroscopie).

Intérêt

– Diagnostic des pneumonies communautaires.
– Diagnostic de la tuberculose (BAAR crachat ou BK crachat).

Inconvénients

– Toux efficace.
– Contamination par la flore bactérienne oropharyngée.

Méthode

Recueil de l'expectoration dans un pot stérile.

11. Diagnostic bactériologique d'une pneumonie

Contexte

Le diagnostic des pneumopathies bactériennes repose sur un faisceau d'arguments regroupant :

- la clinique : histoire de la maladie, signes fonctionnels, signes généraux, signes physiques;
- l'imagerie : Rx de thorax face + profil et éventuellement scanner;
- la biologie standard : NFS, CRP, GDS;
- la bactériologie : prélèvements des sécrétions broncho-pulmonaires, hémocultures, ponction pleurale.

Examen de référence : biopsie pulmonaire au cours d'une thoracotomie.

Les différents contextes entourant les pneumopathies sont :

- les pneumopathies communautaires (= ou – BPCO);
- les pneumopathies nosocomiales sous ventilation assistée;
- les pneumopathies de l'immunodéprimé.

Dans le cadre présent, le principal terrain est la pneumopathie communautaire.

Prélèvements et transport

La difficulté majeure et considérable du diagnostic des infections broncho-pulmonaires bactériennes est liée au problème de l'obtention de prélèvements des voies aériennes inférieures non contaminés par la flore oro-pharyngée. Cette dernière peut masquer les microorganismes responsables d'une infection. De plus, le pneumo peut être présent à l'état commensal dans l'oropharynx. C'est pourquoi une attention extrême doit être portée aux conditions de recueil de ces prélèvements. Il faut éviter la présence de salive susceptible de contaminer le prélèvement avec des bactéries commensales salivaires (staphylocoque à coagulase négative, corynébactérie, *Nesseiria*, streptocoque alpha-hémolytique).

Pour lutter contre cela, il existe trois techniques :

- éliminer les prélèvements dont l'examen microscopique montre une contamination salivaire évidente : présence de cellules épithéliales d'origine buccales, absence de macrophages alvéolaires et/ou de cellules bronchiques;

- procéder à une analyse quantitative de la flore bactérienne;
- utiliser les techniques les plus fiables possibles, même si elles sont invasives : lavage brocho-alvéolaire et brossage bronchique protégé.

Pour éviter la pullulation des bactéries commensales aux dépens du pneumo qui est une bactérie fragile, le prélèvement doit être acheminé rapidement au laboratoire.

Comme pour tout prélèvement bactériologique, il doit être réalisé avant la mise en route de l'antibiothérapie.

Examen cytobactériologique des crachats (ECBC)

La qualité du recueil est fondamentale : le matin au réveil, rinçage bucco-dentaire, après un effort de toux si besoin à l'aide d'un kiné. Examen bactériologique sans délai.

Examen direct : idéalement, ces crachats ont moins de 10 cellules épithéliales par champs et plus de 25 PNN.

Coloration de Gram : germes.

Mise en culture : on réalise des dilutions appropriées permettant un dénombrement des bactéries au-delà de 10e5 UFC/mL.

Interprétation de la culture : si et seulement si > 10^7 bactéries/mL.

Pour obtenir un meilleur isolement des bactéries responsables de pneumopathies, on pourra réaliser une aspiration endo-trachéale, un lavage broncho-alvéolaire (LBA) ou un brossage bronchique protégé (BBP).

Aspiration endo-trachéale

Chez un patient intubé, pas de fibroscopie, à l'aveugle; il reste un risque important de contamination par la flore oro-pharyngée.

Examen direct et mise en culture. On ne prend en compte que les germes > 10e5/mL.

Lavage broncho-alvéolaire (LBA)

Prélèvement réalisé sous fibroscopie, avec un lavage bronchique de 50 mL et un lavage alvéolaire de 150 mL. L'analyse bactériologique se fait sur la partie alvéolaire, en principe, moins contaminée par la flore ORL supérieure.

Examen direct et mise culture en quantitative.

On note à l'examen direct le pourcentage de cellules possédant des germes intracellulaires, 2–5 % permet de prédire l'existence d'une pneumopathie bactérienne.

On ne prend en compte que les germes > 10^4/mL.

Brossage bronchique protégé (BBP)

Une brosse et son guide coulissent à l'intérieur d'un cathéter. Ce cathéter se trouve lui-même à l'intérieur d'un deuxième cathéter obturé par un bouchon. L'ensemble est glissé dans une petite bronche dans le territoire radiologiquement suspect. Le cathéter interne est alors poussé et la brosse sort de quelques centimètres pour réaliser le prélèvement bactériologique protégé. Ensuite, on réalise les manœuvres inverses. On ne prend en compte que les germes > 10^3/mL.

PARTIE 3

Infections communautaires urinaires et génitales

12. Infection urinaire

Définition et physiologie

Infection de l'urothélium selon le résultat de l'ECBU : leucocyturie > 1×10^4 cfu/mL + bactériurie > 1×10^5 cfu/mL + un seul germe isolé.

Épidémiologie

- Première cause d'infection.
- 50 % des femmes adultes (au début de la sexualité, grossesse, ménopause).
- Plus fréquents chez les garçons que chez les filles en pédiatrie : malformations +++.
- 50 % des infections nosocomiales.

Physiopathologie et mécanismes d'adaptation

Germes : bacilles à Gram négatif :

- 80 % *Escherichia coli*;
- 10 % *Proteus*;
- 8 % *Klebsiella*.

Infection ascendante le long de l'urètre qui est court (chez la femme), favorisée par les rapports sexuels.

Étiologie

Facteurs favorisants

Rapports sexuels, diurèse insuffisante, lithiase urinaire, sténose de l'urètre, hypertrophie bénigne de prostate, reflux vésico-urétéral, ménopause et grossesse, vêtements moulants, constipation, infection génitale, bilharziose, défaut d'hygiène périnéale.

Attention aux situations à risque de complications

- Terrain : grossesse, diabétique, immunodépression.
- Anomalies anatomo-fonctionelles : malformation de l'appareil urinaire, prolapsus, vessie neurologique, insuffisance rénale, polykystose rénale, obstacle urinaire.

Leucocyturie aseptique

Tuberculose, décapitation de l'infection par antibiothérapie, *Chlamydia*, mycoplasmes, bilharziose, néphropathie interstitielle chronique, diabète, aplasie, tumeur vésicale, lithiase urinaire, cystite radique, vessie iléale.

Diagnostic

Signes fonctionnels

- Signes urinaires : dysurie, brûlures à la miction, pollakiurie, impériosités.
- Douleur suspubienne.
- Apyrexie.

Examen clinique

À la recherche de signes de pyélonéphrite aiguë (douleur lombaire, fièvre).

Examens complémentaires

BU

Attention aux faux négatifs liés à certains germes comme *Pseudomonas*, *Acinetobacter*, staphylocoque; à réaliser systématiquement en cas de : pollakiurie, incontinence, hyperdiurèse ou de diabète.

ECBU +++

Asepsie stricte, en milieu de jet, avant toute antibiothérapie, conservé à 4 °C avec transport rapide.

Diagnostic

Leucocyturie	Bactériurie	Diagnostic
$> 1.10^4$	1.10^5	Infection urinaire
$< 1.10^4$	$< 1.10^3$	Pas d'infection urinaire
$< 1.10^4$	$\approx 1.10^3$	Souillure → Nouvel ECBU
$> 1.10^4$	1.10^3 à 1.10^5	Infection urinaire possible → Nouvel ECBU
$> 1.10^4$	$< 1.10^3$	Leucocyturie aseptique
Bactériurie asymptomatique = colonisation avec 2 ECBU avec leucocyturie $> 1.10^4$, bactériurie $> 1.10^5$ et un germe retrouvé sans signe clinique.		

Évolution

Guérison.

Pyélonéphrite.

Traitement – Comprendre les prescriptions

Mesures générales

Bien boire.

Prévention des récidives.

Médicaments

- Antibiothérapie +++ :
  - traitement « minute » par *Monuril*, *Uniflox* si femme de moins de 65 ans, non enceinte, non diabétique, sans malformation de l'appareil urinaire ;
  - traitement de 3 à 7 jours par *Bactrim*, *Noroxine*, *Oflocet*, *Ciflox*, *Oroken*, *Augmentin*.
- Antalgiques ou AINS.
- Hormonothérapie locale si ménopause.

Traitement des formes terminales/sévères

Cystite récidivante ≥ 4/an : hyperdiurèse, hygiène périnéale, laxatifs, mictions post-coïtales ET antibioprophylaxie hebdomadaire pendant un an (*Bactrim*, *Furandantine*) associée à de la vitamine C.

13. Urétrite

Définition et physiologie

Infection de l'urothélium urétral et des glandes péri-urétrales, dans le cadre le plus souvent d'une maladie sexuellement transmissible.

Épidémiologie

Homme < 35 ans, contexte de MST.

Étiologie

- *Chlamydia trachomatis* (50 %).
- *Neisseria gonorrhoeae* = gonocoque = blenorragie (diplocoques à Gram négatif).
- Autres : *Trichomonas vaginalis*, mycoplasmes, *Candida albicans*, *Ureoplasma urealyticum*, germes pyogènes, herpès.

Diagnostic

Signes fonctionnels

- Écoulement urétral +++ : si abondant et purulent, en faveur du gonocoque.
- Brûlures mictionnelles intenses.

Examen clinique

- Balanite +++, méatite, posthite, cystalgie.
- En faveur du *Chlamydia* : conjonctivite, pharyngite, érythème, arthrite, douleurs de l'hypochondre droit.
- En faveur du gonocoque : conjonctivite, chancre, éruption cutanée, arthrite.

Examens complémentaires

- Écoulement purulent : frottis urétral avec examen direct et coloration de Gram.
- Pas d'écoulement : PCR sur le 1er jet d'urine de *Chlamydia trachomatis*.

- Penser aux prélèvements au niveau de la gorge et de l'anus.
- Sérologies MST +++ (syphilis, hépatite B, VIH).

Évolution

Prostatite aiguë.

Épididymite aiguë.

Sténose de l'urètre.

Traitement – Comprendre les prescriptions

Mesures générales

Maladie à déclaration obligatoire.

Abstention sexuelle ou rapports sexuels protégés pendant la durée du traitement +++.

Prévention et dépistage des MST.

Contrôler la guérison à distance.

Médicaments

- Antibiothérapie +++.
- Gonocoque : céphalosporines de 3° génération (*Rocéphine* IM) ou fluoroquinolones (*Uniflox per os)* en traitement minute.
- *Chlamydia*, *Uréaplasma* : macrolides (*Zithromax per os)* en traitement minute.
- *Trichomonas* : imidazolés *Flagyl per os* en traitement minute.
- *Candida* : antifungiques locaux (*Pévaryl).*
- Germes pyogènes selon l'antibiogramme (15 jours).

14. Pyélonéphrite aiguë

Définition

Infection du parenchyme rénal.

Diagnostic

Signes fonctionnels

- Signes urinaires.
- Fièvre > 38,5 °C +/– frissons.
- Douleur lombaire spontanée ou de l'angle costo-vertébral.
- Nausées +/– vomissements.
- Hypotension, marbrures.

Examens complémentaires

- ECBU : 85 % *Escherichia coli.*
- Hémocultures.
- NFS, CRP, ionogramme sanguin, urée-créatinémie.
- Imagerie : échographie rénale (obstacle, abcès) +/– TDM rénale.

Évolution

Guérison, abcès, sepsis, pyélonéphrite chronique, pyonéphrite, pyonéphrose, phlegmon, insuffisance rénale chronique, néphrite interstitielle chronique, nécrose papillaire…

Traitement – Comprendre les prescriptions

Mesures générales

- Ambulatoire si : adulte, 1er épisode, pas de critères de gravité (diabète, insuffisance rénale, immunodépression, lithiase urinaire, malformation, sepsis).

- Hospitalisation si : grossesse, diabète, insuffisance rénale, obstacle, rein unique, immunodépression, signes de sepsis sévère.
- Bien boire. Traiter une éventuelle constipation.
- Chez la femme enceinte, hospitalisation indispensable car le risque d'accouchement prématuré est majoré.

Médicaments

Antibiothérapie intraveineuse après les prélèvements bactériologiques soit céphalosporine de 3e génération *Claforan* ou *Rocéphine* ou fluoroquinolone *Oflocet* ou *Ciflox* + aminoside, avec relais *per os* dès 48 h d'apyrexie. Traitement pour 15 jours.

Antalgiques, antispasmodiques.

Traitement des formes terminales/sévères

- Abcès rénal : antibiothérapie 5 semaines, voire drainage échoguidé.
- Obstacle : drainage des urines.
- Traitement d'une anomalie des voies urinaires si récidive.

Comprendre les règles de prescriptions

Fièvre, douleur, ECBU à 48 h et à 3 semaines, NFS, CRP.

Conduite à tenir IDE

Accueil du patient

Recueil des observations participant à la bonne connaissance de la santé du patient (anurie, grossesse, insuffisant rénal, diabète).

Prise de constantes

- Hémodynamique : tension artérielle, pouls.
- Bandelette urinaire +++.
- Température +++.
- EVA +++.

Recherche des signes de gravité

Grossesse, diabète, insuffisance rénale, obstacle, rein unique, immunodépression, signes de sepsis sévère.

En cas de signes de gravité

- Laisser à jeun.
- Appel du médecin en urgence.
- En attendant, rassurer le patient, poser une voie veineuse périphérique et prélèvements bactériologiques (ECBU +++, une série d'hémocultures avant tout traitement).
- Remplissage et oxygénothérapie. Antalgiques.
- Lui expliquer brièvement le principe du drainage des urines en urgence.

En cas d'absence de signes de gravité

- Évaluer la douleur, la température et l'état hémodynamique.
- Mise en route du traitement médical antalgique et l'antibiothérapie.
- Surveillance température, diurèse et tension artérielle.

☛ Dérivation en urgence du haut appareil urinaire

Indication :
IRA sur obstacle (cancer pelvien, lithiase, fibrose, grossesse, traumatisme).
Préparation à l'endoscopie.
Post-opératoire, fistule.

Conduite à tenir IDE

Matériel nécessaire :
Sonde urétérale : dérivation provisoire des urines après intervention sur le haut appareil ou obstacle, mise en place par voie rétrograde sous contrôle endoscopique et amplificateur de brillance par une sonde CH 6 à 8.
Endoprothèses autostatiques = sonde en double J : dérivation interne des urines des reins à la vessie CH 7 (post-drainage par sonde urétérale) à 14 (rétrécissement urétérale, syndrome de la jonction pyélo-urétérale, anastomose urétéro-iléale).

Déroulement :
Sous rachi-anesthésie ou anesthésie générale.
Position gynécologique basse.
Cystoscopie première.
Urétéropyélographie rétrograde.
Monter sur fil guide métallique ou à l'aveugle avec un mandrin (fausses routes +++).

Complications :
Échec, donc indication de néphrostomie percutanée sous échographie (ponctionner par voie percutanée les voies urinaires intrarénales et mettre en place un cathéter de drainage externe) avec pansement stérile à la sortie de la sonde (reliée à un collecteur stérile), à changer tout les jours pour éviter l'infection.
Sonde bouchée par du sang, du dépôt (lavage) : signes d'obstruction (douleur, fièvre, diurèse diminuée).
Infections, cristallisation, fistule.
Complication de l'alitement.
Perte de la sonde urétérale (bien fixer par fil plus pansement).

Surveillance :
Fièvre, diurèse, douleur.
Changement régulier tous les 4 mois; ablation sous cystoscopie.
ECBU, créatinémie, ASP (position).

15. Infections herpétiques (HSV)

Épidémiologie

Elles sont dues aux virus de l'herpès simplex de type 1 (HSV-1) ou 2 (HSV-2).

Elles sont fréquentes et d'expression très polymorphe.

En France, la majeure partie de la population rencontre au cours de sa vie l'un des deux virus, et environ 60 % des individus de plus de 50 ans sont séropositifs pour HSV-1, et 15 % pour HSV-2.

La gravité de l'infection est très variable; la plupart des sujets n'expriment la maladie que sous une forme mineure, voire asymptomatique, mais il existe des formes graves voire mortelles, notamment chez l'immunodéprimé ou le nouveau-né.

Clinique

Le diagnostic est le plus souvent clinique.

L'herpès virus touche soit les muqueuses (buccale, génitale, parfois oculaire ou anale), soit la peau.

La primo-infection herpétique : ce sont les manifestations cliniques qui peuvent survenir lors de la première rencontre par le sujet du virus de l'herpès. Ces manifestations peuvent être mineures (parfois simple bouquet de vésicules), voire passer inaperçues, ou au contraire être très bruyantes (gingivostomatite herpétique au niveau buccal ou vulvovaginite herpétique au niveau génital).

Les récurrences herpétiques : le virus de l'herpès, une fois qu'il a pénétré dans l'organisme, y reste à l'état latent et peut se réactiver, à l'occasion d'un stress par exemple; ce sont les « récurrences herpétiques ». Les manifestations cliniques en sont variables, ces récurrences pouvant être asymptomatiques, et passer alors inaperçues – le sujet étant cependant potentiellement contaminant –, soit symptomatique, le plus souvent sous forme d'un bouquet de vésicules.

La lésion élémentaire de l'herpès est la vésicule ; le plus souvent il existe un regroupement de petites vésicules proches les une des autres en un « bouquet ». C'est ce que l'on appelle en langage commun le « bouton de fièvre ».

Ces bouquets de vésicules peuvent survenir sur la lèvre ou au niveau génital, lors des récurrences le plus souvent.

L'éruption herpétique est souvent précédée et/ou accompagnée de quelques jours ou de quelques heures de phénomènes douloureux à type de brûlure.

Il n'existe pas de signes généraux, c'est-à-dire pas de fièvre, lorsque les poussées sont limitées à quelques vésicules.

Lors des primo-infections on peut avoir des manifestations cliniques beaucoup plus bruyantes pouvant nécessiter l'hospitalisation en raison des douleurs ou de la gêne fonctionnelle engendrée :

- c'est le cas de la **vulvovaginite herpétique** chez la femme, correspondant le plus souvent à une primo-infection herpétique. Elle conduit à une inflammation importante avec œdème de la vulve et du vagin, extrêmement douloureuse, avec des érosions génitales post-vésiculeuses pouvant parfois empêcher transitoirement les mictions et nécessitant un sondage vésical.
- c'est aussi le cas de la **gingivostomatite herpétique**, qui correspond à une inflammation avec érosions post-vésiculeuse des gencives et des muqueuses labiales, très douloureuses, pouvant empêcher transitoirement l'alimentation.

Formes cliniques

- Herpès buccal (le plus souvent HSV-1).
- Herpès génital (le plus souvent dû à HSV-2 ; HSV-1 dans 10 à 40 % des cas).
- Herpès oculaire (HSV-1 est le plus souvent en cause).
- Herpès néonatal (peut être grave).
- Manifestations extracutanées de l'herpès : méningo-encéphalite herpétique, herpès chez l'immunodéprimé…

Examens complémentaires

Le diagnostic est clinique, aucun examen complémentaire n'est nécessaire au diagnostic.

La sérologie est d'une utilité faible, elle permet de confirmer le diagnostic de primo-infection herpétique lorsque les anticorps sont élevés à 15 jours, alors qu'ils étaient négatifs lors de la première sérologie.

Le cytodiagnostic de Tzanck est un examen direct à l'état frais au microscope du liquide prélevé dans les vésicules et étalé sur une lame; les cultures virales permettent de confirmer le diagnostic si nécessaire.

Évolution, complications

- Le plus souvent bonne.
- Risque de récidives (récurrences).
- Risque de surinfection locale si très étendu.
- Risque lié à la localisation (œil), ou au terrain (immunodéprimé, nouveau-né).
- Rares cas compliqués d'érythème polymorphe post-herpétique (réaction immunologique cutanée secondaire à l'infection par le virus herpès provoquant des lésions cutanées et parfois muqueuses en forme de cocardes).

Traitement

- Traitement antiviral par voie locale ou par voie générale selon la forme clinique et la gravité.
- Aciclovir (*Zovirax*) ou valaciclovir (*Zélitrex*) le plus souvent; d'autres traitements existent dans certaines indications : foscarnet (*Foscavir*), ganciclovir…
- Adapté à la forme clinique de l'infection herpétique (collyre, pommade, comprimés, IV…).
- Traitement préventif des récurrences possible dans certaines indications.

Conduite à tenir IDE

Accueil du patient

Recueil des observations participant à la bonne connaissance de la santé du patient :

- interrogatoire ciblé (allergies, prise médicamenteuse, connaissance de sa maladie) ;
- prise des constantes.

Prise des constantes

- Pouls (fréquence cardiaque).
- Fréquence respiratoire.
- Pression artérielle.
- Saturation en oxygène en air ambiant.
- Température.

Recherche des signes de gravité

- Terrain immunodéprimé.
- Localisations graves : méningo-encéphalite herpétique (confusion, céphalées, fièvre, syndrome méningé…).

16. Orchi-épididymites aiguës

Physiopathologie et mécanismes d'adaptation

Infection ascendante par reflux déférentiel (homme > 50 ans) ou sur urétrite (homme < 35 ans, contexte de MST), d'origine hématogène (septicémie, tuberculose, bilharziose), iatrogène.

Germes :

- uropathogènes : *Escherichia coli*, *Klebsiella*, *Proteus*, entérobactéries, staphylocoques, entérocoques ;
- MST : gonocoques, mycoplasmes, *Chlamydia*, *Trichomonas*.

Étiologie

Adénome de prostate, sténose de l'urètre, manoeuvres endorectales.

MST.

Diagnostic

Signes fonctionnels

- Douleur scrotale, unilatérale, violente, pulsatile, irradiant vers la fosse iliaque.
- Fièvre, frissons.
- Brûlures à la miction, pollakiurie, écoulement urétral.

Examen clinique

- Bourse inflammatoire, augmentée de volume, douloureuse à la palpation, soulagée par le soulèvement testiculaire.
- Testicule et épididyme volumineux et douloureux.
- Hydrocèle réactionnelle.
- TR normal ou prostatite associée.

Examens complémentaires

- Bactériologie : ECBU et hémocultures.
- Biologie : NFS et CRP.

- Si écoulement urétral : frottis urétral, sérologies syphilis, hépatite B et VIH.
- Pas d'imagerie +++.

Évolution

- Guérison.
- Abcès épididymaire ou testiculaire si signes infectieux présents après 48 h d'antibiothérapie.
- Récidive, épididymite chronique.
- Hypofertilité.

Traitement – Comprendre les prescriptions

Mesures générales

- Hospitalisation si signes locaux ou infectieux importants, si immuno-suppression ou complications.
- Pas d'hospitalisation mais repos au lit si homme jeune, dans un contexte de MST.
- Slip serré ou suspensoir.
- Traitement du partenaire +++.
- Rapports sexuels protégés.

Médicaments

Antibiothérapie intraveineuse double après prélèvements bactériologiques par fluoroquinolones *Oflocet* et aminoside *Gentalline* puis relais *per os* par fluoroquinolones pendant 3 semaines.

Antalgiques, voire AINS.

Traitement des formes terminales/sévères

Drainage chirurgical de l'abcès.

Comprendre les règles de prescriptions

Pouls, TA, diurèse, température.

ECBU une semaine après l'arrêt du traitement.

17. Syphilis

Clinique

Dû à *Treponema pallidum* : famille des leptospires. La syphilis primaire survient 21 jours à 3 mois après contamination sexuelle.

La lésion primaire est un chancre unique, indolore, propre, induré, au niveau du sillon balano-préputial, souvent présence d'une adénopathie satellite.

Diagnostic

Exsudat d'un chancre, puis examen au microscope à fond noir : spirochètes, traversant « majestueusement » le champ du microscope.

Pas de mise en culture pour ce germe. L'essentiel du diagnostic se fait donc à l'aide d'une technique de diagnostic indirect : la sérologie.

Sérodiagnostic :

- VDRL : antigène non-tréponémique ;
- TPHA (hémagglutination) ;
- et FTA (immunofluorescence).

Traitement

Antibiothérapie par voie générale : *Pénicilline G*, en IM.

18. Chancre mou

Clinique

Dû à *Hæmophilus ducreyi.*

Incubation courte : 4 à 10 jours.

Ulcères : multiples, douloureux, non indurés, sales. L'adénite inflammatoire peut évoluer vers un bubon.

Diagnostic

Mise en évidence du germe à partir du prélèvement par grattage des berges.

Bacille intraleucocytaire bipolaire.
Culture indispensable, pas de sérologie pour le moment.

Traitement

Céphalosporines de 3e génération, fluoroquinolones, *Bactrim*, macrolides.

19. Salpingites aiguës

Définition et physiopathologie

Infection localisée au niveau des trompes ayant comme porte d'entrée le vagin au cours des rapports sexuels : il s'agit d'une maladie sexuellement transmissible dans la majorité des cas. Parfois, elles peuvent avoir des causes iatrogènes.

Germes :

– *Chlamydiae trachomatis* (30 à 60 %) ;

– gonocoque (5 à 20 %) ;

– streptocoque ;

– staphylocoque ;

– entérobactéries ;

– entérocoques ;

– anaérobies ;

– *Mycoplasma hominis* et *Ureoplasma*.

Épidémiologie

- Âge < 25 ans.
- Nulli- ou pauciparité.
- Partenaires sexuels multiples.
- Antécédents de gonorrhées, d'infections à Chlamydia ou utéro-annexielles.
- Menstruations : les salpingites surviennent dans 50 % des cas dans la semaine suivant les menstruations (le sang est un très bon milieu de culture).
- Dispositif intra-utérin (DIU).
- PV positif.

Étiologie

Causes iatrogènes :

– hystérosalpingographie ;

– insufflation tubaire ;

– hydrotubation ;

- biopsie cervicale ;
- biopsie d'endomètre ;
- hystéroscopie ;
- sondes endo-cavitaires (curiethérapie) ;
- DIU ;
- curetage ;
- révision utérine.

Diagnostic

Il s'agit d'un diagnostic difficile car le tableau est souvent incomplet et il n'existe pas de corrélation entre la symptomatologie et la gravité de l'atteinte.

Signes fonctionnels

Les plus fréquents :

- douleurs hypogastriques unilatérales dans 20 % des cas ;
- fièvre à 39 °C, absente dans 50 % des cas ;
- leucorrhées sales ;
- métrorragies dans 40 % des cas, témoignant de l'endométrite ;
- douleur de l'hypochondre droit irradiant dans l'épaule, évoquant une péri-hépatite avec bilans biologique et échographique normaux : syndrome de Fitz-Hugh-Curtis, causé par *Chlamydia trachomatis*.

Examen clinique

TV : douleur à la mobilisation utérine +/– masse latéro-utérine.

Examens complémentaires

- NFS : hyperleucocytose, absente dans 50 % des cas.
- CRP augmentée : très évocatrice.
- Bilan bactériologique avec hémocultures, prélèvements vaginaux, et ECBU.
- Sérologies *Chlamydia* à renouveler 15 jours plus tard. Une séroconversion ou une ascension rapide des IgM est en faveur du diagnostic. *Attention* : un test positif ne signifie pas qu'il s'agit d'une infection évolutive, il peut rester positif dans les infections anciennes.

- Bilan des maladies sexuellement transmissibles chez la patiente, le ou les partenaires :
  - TPHA-VDRL à répéter 40 jours plus tard;
  - sérologies VIH avec accord de la patiente, VHC, VHB.
- Échographie : le plus souvent normale, parfois elle permet de visualiser un pyosalpinx ou abcès ovarien.

Évolution

À distance de l'épisode infectieux, complications liées aux adhérences et/ou hydrosalpinx et/ou agglutination des franges :

- *algies pelviennes*, 15 à 20 % des cas, soit permanentes, soit cycliques, du fait des adhérences péri-ovariennes à l'origine d'une dystrophie. Douleur en milieu du cycle, au toucher vaginal, l'ovaire est perçu gros. Le traitement consiste en un blocage de l'ovulation par une pilule œstro-progestative;
- *stérilité* : 20 % des cas, soit du fait de l'obturation tubaire, soit du fait d'une impossibilité de captation par le pavillon, soit du fait d'une altération de l'épithélium tubaire;
- *grossesse extra-utérine* : RR 10.

Traitement – Comprendre les prescriptions

Traitement médical

- Antibiothérapie : *Augmentin* et *Oflocet,* puis à l'arrêt de ces antibiotiques : *Vibramycine*.
- AINS : *Nifluril* ou corticoïdes.
- Œstroprogestatifs.

Traitement chirurgical

Indications de la cœlioscopie :

- doute diagnostique avec une appendicite;
- abcès pelvien;
- signes de gravité : fièvre élevée, péritonite, nausées et vomissements;
- adolescente ou femme jeune nulligeste;
- absence de réponse au traitement antibiotique;
- patiente immunodéprimée.

Conduite à tenir IDE

En préopératoire

À l'arrivée dans le service

Préparation administrative du dossier infirmier et anesthésique :

- prendre connaissance du dossier médical et anesthésique (antécédents, allergie, prescription médicamenteuse);
- vérifier la présence de tous les examens prescrits par l'anesthésiste et/ou le chirurgien; au besoin, prévoir d'en réaliser à l'arrivée de la patiente (NFS, agglutines irrégulières, radiologie);
- préparer les feuilles du dossier de soins infirmiers.

Accueil de la patiente

- Vérifier que la patiente est informée du geste chirurgical qu'elle va subir et mettre l'accent sur l'expression des craintes et des angoisses grâce à une attitude d'écoute.
- Vérifier qu'elle ne fait aucune allergie.
- Prendre les constantes.
- Noter la date des dernières règles.
- Évaluer la douleur à l'aide de l'échelle EVA.
- Effectuer les soins préopératoires prescrits (préparation digestive, toilette vaginale). Pratiquer si besoin une tonte, vérifier l'absence de maquillage, de vernis à ongles, de bijoux, de prothèses dentaires.
- Donner le nécessaire pour une douche bétadinée.
- Rappeler à la patiente qu'elle est à jeun à partir de minuit.

Matin de l'opération

- Rassurer la patiente et relire les prescriptions de l'anesthésiste.
- Vérifier que la patiente est bien à jeun depuis minuit.
- Redonner le nécessaire pour qu'elle prenne une douche bétadinée.
- Prendre les constantes, évaluer la douleur à l'aide de l'échelle EVA, vérifier si elle a des saignements gynécologiques.
- Poser le bracelet d'identification de la patiente après avoir vérifié son identité.
- Habiller la patiente (casaque et bonnet).

Conduite à tenir IDE

- Faire uriner la patiente avant de lui donner la prémédication selon prescription médicale.
- La pose d'une voie veineuse périphérique se fait en général au bloc opératoire.
- Confier les dossiers (médical, anesthésique et infirmier) au brancardier lors du départ au bloc opératoire.

Surveillance postopératoire

- Vérifier que la chambre de retour du bloc est prête (oxygène, pied à perfusion).
- Vérifier la perfusion (le point de ponction, le reflux).
- Prendre connaissance du geste chirurgical et rassurer la patiente.
- Prendre les constantes et vérifier l'état de conscience.
- Évaluer la douleur à l'aide de l'échelle EVA : si douleur, rechercher sur la feuille anesthésiste postopératoire s'il est possible d'administrer un antalgique.
- Noter les saignements gynécologiques (quantité et couleur) ainsi que la mèche vaginale. L'ablation de la mèche se fait à J1 sur prescription médicale ou sur protocole du service.
- Vérifier la diurèse :
  - si sonde urinaire : quantifier les urines, vérifier leur couleur, ablation de la sonde urinaire à J1 selon prescription médicale;
  - si pas de sonde urinaire : surveiller la reprise de la miction.
- Surveiller le transit : arrêt de la perfusion dès la réapparition de gaz; sur prescription médicale ou sur protocole du service, reprendre une alimentation en BYC (bouillon, yaourt et compote) puis dès la réapparition de selles, alimentation normale avec la collaboration de la diététicienne.
- Vérifier les redons (le pansement si souillé), quantifier le sang dans les redons; ablation du redon selon avis du chirurgien.
- Vérifier la propreté du pansement et vérifier la cicatrice; l'ablation des agrafes et des fils se fait sur prescription médicale ou protocole du service.

20. Cancer du col de l'utérus

Définition

Cancer se développant au niveau des cellules du col utérin.

Épidémiologie

Deuxième cancer gynécologique en France.

3 200 cas en France (1995) soit 5 % des cancers féminins avec un âge moyen de 45 ans !

Il existe un moyen de dépistage efficace : le frottis cervico-vaginal.

Le plus souvent il s'agit du cancer épidermoïde du col.

Physiopathologie

Le cancer du col peut être considéré comme une maladie sexuellement transmissible. En effet, l'agent souvent responsable est *Human Papilloma Virus* (HPV) qui touche 70 % des femmes entre 15 et 65 ans. Il peut alors se manifester sous forme de condylomes ou rester asymptomatique. Dans la majorité des cas, il est spontanément éliminé en 6 à 13 mois sans séquelle. Dans d'autres cas, il entraîne des lésions précancéreuses appelées dysplasies puis des cancers *in situ* (à savoir très localisés), puis des cancers invasifs du col.

Il existe une grande variété d'HPV mais seuls cinq sont dits onco-gènes : les types 16, 18, 31, 33 et 35.

☛ *Dépistage*

L'évolution du cancer est très lente. Aussi un suivi régulier avec des frottis permet de le dépister à des stades très précoces.
Les frottis doivent être répétés tous les trois ans à partir des premiers rapports sexuels s'ils sont normaux.
On peut considérer que les anomalies des FCV sont soit de type ASC-US c'est-à-dire qu'ils correspondent à des frottis pathologiques mais non évocateurs de cancer, soit de type ASC-H évocateurs de cancer.
En cas de frottis ASC-US, il est recommandé de refaire le frottis au bout de trois mois. S'il est encore pathologique ou de type ASC-H, on fait alors une colposcopie.
La colposcopie est un examen qui consiste à examiner le col et le vagin à la loupe binoculaire à l'aide de colorants : l'acide acétique et

le *Lugol*, qui permettent de localiser les zones pathologiques et de faire les biopsies.
On peut également, en cas de frottis ASC-US, faire un test dit « HPV » pour identifier un HPV oncogène.
C'est l'histologie des biopsies qui permet de poser le diagnostic de cancer. Le frottis n'est qu'un examen de dépistage.

Étiologie

On peut considérer que le cancer du col se rapproche d'une MST ; ainsi les étiologies sont à rechercher du côté des facteurs de risque d'une MST :

- rapports précoces ;
- multiplicité des partenaires sexuels ;
- infections gynécologiques fréquentes, non ou mal traitées ;
- premier enfant jeune ;
- grande multiparité ;
- tabagisme ;
- immunodépression : HIV, chimiothérapie, greffes, etc.

Diagnostic

Signes fonctionnels

Le cancer du col de l'utérus reste asymptomatique très longtemps. Aussi dans la majorité des cas, il est découvert lors de la réalisation de FCV systématiques.

Sinon, il se manifeste par métrorragies souvent déclenchées par les rapports sexuels.

Examen clinique

L'examen clinique est le plus souvent normal. Parfois si la lésion est à un stade avancé, on peut voir à l'examen sous spéculum une lésion ulcérante ou bourgeonnante saignant au contact. Le toucher vaginal couplé au toucher rectal recherche un envahissement du rectum et de la cloison rectovaginale.

Examens complémentaires

Bilan d'extension : recherche d'un envahissement local du cancer ou des métastases à distance :

- cystoscopie ;
- rectoscopie ;

- échographie pelvienne par voie endovaginale;
- TDM abdomino-pelvienne avec opacification urinaire et digestive ou IRM;
- radio du thorax complétée si besoin par TDM thoracique.

Critères pronostiques

Classification FIGO :

- Stade 0 : cancer *in situ* ou intra-épthélial.
- Stade I : cancer limité au col.
- Stade II : cancer étendu au-delà du col, tiers supérieur du vagin et paramètre.
- Stade III : cancer étendu à la paroi pelvienne ou au tiers inférieur du vagin.
- Stade IV : cancer envahissant la vessie ou le rectum et/ou métastases à distance.

Survie > 80 % à 5 ans pour les stades 1.

Traitement – Comprendre la prise en charge

Traitement

Prise en charge à 100 % par la sécurité sociale.

Stade o

Conisation puis surveillance.

Si tumeur < 3 mm et marges d'exérèse saines : traitement considéré comme curateur.

Si tumeur > 3 mm et marges d'exérèse envahies : proposer un complément soit par hystérectomie et curage ou au minimum un curage ganglionnaire par cœlioscopie.

Ou selon l'âge et le désir de grossesse : Wertheim (colpo-hystérectomie élargie avec lymphadénectomie).

Stade I

Si lésion < 2 cm : prise en charge identique au stade 0.

Si lésion > 2 cm : curiethérapie locale et Wertheim.

Stade II

Radiothérapie externe + curiethérapie + chimiothérapie +/– Wertheim en fonction de la réponse au traitement.

Stades III et IV

Radiothérapie complétée si besoin par chimiothérapie.

Surveillance

Urographie intraveineuse (UIV) dans les 10 jours postopératoires à cause du grand risque de lésion des uretères dans les Wertheim.

Surveillance clinique tous les trois mois pendant un an, puis tous les six mois pendant un an, puis tous les ans à vie, avec examen gynécologique, frottis sur la cicatrice vaginale.

Conduite à tenir IDE

Prise en charge infirmière pour un Wertheim

En préopératoire

À l'arrivée dans le service

Préparation administrative du dossier infirmier et anesthésique :

- prendre connaissance du dossier médical et anesthésique (antécédents, allergie, prescription médicamenteuse);
- vérifier la présence de tous les examens prescrits par l'anesthésiste et/ou le chirurgien; au besoin, prévoir d'en réaliser à l'arrivée de la patiente (NFS, agglutines irrégulières, radiologie);
- préparer les feuilles du dossier soins infirmiers.

Accueil de la patiente

- Vérifier que la patiente est informée du geste chirurgical qu'elle va subir et mettre l'accent sur l'expression des craintes et des angoisses grâce à une attitude d'écoute.
- Vérifier qu'elle ne fait aucune allergie.
- Prendre les constantes : le pouls, la tension artérielle, la température.
- Noter la date des dernières règles.
- Évaluer la douleur à l'aide de l'échelle EVA.
- Effectuer les soins préopératoires prescrits (préparation digestive, toilette vaginale). Pratiquer si besoin une tonte, vérifier l'absence de maquillage, de vernis à ongle, de bijoux, de prothèses dentaires.
- Donner le nécessaire pour qu'elle puisse prendre une douche bétadinée.
- Rappeler à la patiente qu'elle est à jeun depuis minuit.

Matin de l'opération

- Rassurer la patiente et relire les prescriptions de l'anesthésiste.
- Vérifier que la patiente est bien à jeun depuis minuit.
- Redonner le nécessaire pour qu'elle prenne une douche bétadinée.
- Prendre les constantes, évaluer la douleur à l'aide de l'échelle EVA, vérifier si elle a des saignements gynécologiques.

Conduite à tenir IDE

- Poser le bracelet d'identification de la patiente après avoir vérifié son identité.
- Habiller la patiente (casaque et bonnet).
- Faire uriner la patiente avant de lui donner la prémédication selon prescription médicale.
- La pose d'une voie veineuse périphérique se fait en général au bloc opératoire.
- Confier les dossiers (médical, anesthésique et infirmier) au brancardier lors du départ au bloc opératoire.

Surveillance postopératoire

- Vérifier que la chambre de retour du bloc est prête (oxygène, pied à perfusion).
- Vérifier la perfusion (le point de ponction, le reflux).
- Prendre connaissance du geste chirurgical et rassurer la patiente.
- Prendre les constantes et vérifier l'état de conscience.
- Évaluer la douleur à l'aide de l'échelle EVA : si douleur rechercher sur la feuille anesthésiste postopératoire si possibilité de faire un antalgique.
- Noter les saignements gynécologiques (quantité et couleur) ainsi que la mèche vaginale. L'ablation de la mèche se fait à J1 sur prescription médicale ou sur protocole du service.
- Vérifier la diurèse :
  - si sonde urinaire : quantifier les urines, vérifier leur couleur, ablation de la sonde urinaire à J1 selon prescription médicale;
  - si pas de sonde urinaire : surveiller la reprise de la miction.
- Surveiller le transit : arrêt de la perfusion dès que selles sur prescription médicale ou sur protocole du service.
- Vérifier les redons (le pansement si souillé, quantifier le sang dans les redons, ablation du redon selon avis du chirurgien).
- Vérifier la propreté du pansement et vérifier la cicatrice (l'ablation des agrafes et des fils se fait sur prescription médicale ou protocole du service).

Conduite à tenir IDE

- Prise en charge psychologique. Il s'agit de patientes jeunes qui ont subi une hystérectomie et qui se savent atteinte d'un cancer. Aussi faut-il les soutenir, les rassurer et ne pas hésiter à leur proposer des entretiens avec des psychologues.

À la sortie

- Les rapports sexuels peuvent être repris dès cicatrisation (environ 1 mois). Ils paraîtront peut-être modifiés et des difficultés sont possibles au début. L'infirmière peut aider la patiente à exprimer ses craintes, ses appréhensions et elle la rassurera en réitérant les explications données par le médecin.
- Recommander d'éviter les bains et les efforts abdominaux pendant 1 mois.
- Expliquer que la surveillance régulière est nécessaire pour dépister précocement une complication.

21. ECBU

Généralités

Lorsqu'on recherche une infection du tractus urinaire, qu'il s'agisse d'une infection basse ou haute, l'examen de première intention est l'Examen cytobactériologique des urines (ECBU). L'ECBU est un examen qui n'est simple qu'en apparence.

Quatre types de circonstance conduisent à pratiquer un ECBU :

- symptomatologie urinaire présente et patente : dysurie, pollakiurie, pesanteur vésicale, hématurie macroscopique ;
- symptomatologie urinaire présente et évocatrice : incontinence urinaire, douleurs lombaires, hyperthermie associée à un autre signe d'infection urinaire ;
- symptomatologie urinaire absente ou trompeuse : femme âgée, patient diabétique ;
- systématique : femme enceinte, bilan pré-opératoire urologique ou gynécologique, contrôle post-thérapeutique.

Connaître les circonstances anatomo-cliniques amenant à la réalisation d'un ECBU

Identifier notamment les cas suivants :

- patient procédant lui-même au prélèvement ;
- patient sondé ;
- nourrisson ;
- urétérostomie ;
- patient immunodéprimé ;
- recherche de mycobactéries.

Prélèvement et transport

Cas du patient procédant au prélèvement

Si le patient réalise le prélèvement lui-même : il doit procéder au lavage hygiénique des mains, à une toilette soigneuse au savon de la région vulvaire chez la femme et du méat chez l'homme, suivie d'un rinçage.

Lors du recueil : éliminer le premier jet (20 mL), recueillir les 20 mL suivants et ne pas toucher les bords supérieurs du récipient.

Porter immédiatement le récipient au laboratoire en précisant l'heure du prélèvement; en cas d'empêchement momentané (+ 4 °C/tube avec conservateur) : tampon borate empêchant la multiplication bactérienne et réduction de la cytolyse.

Cas du patient sondé à demeure

Si le patient est sondé à demeure : ne prélever en aucun cas dans le sac collecteur.

Pour faire le recueil : pratiquer une ponction dans la paroi de la sonde après désinfection (lors d'un changement de sonde, il est préférable de recueillir l'urine à partir de la nouvelle sonde).

Cas du nourrisson

Si le patient est un nourrisson, on doit utiliser un collecteur stérile spécifique.

Si l'enfant n'a pas uriné après 30 min, changer le collecteur.

En cas d'urétérostomie

Procéder à un nettoyage soigneux de la stomie, puis utiliser un collecteur stérile.

En cas de ponction sus-pubienne

Désinfecter soigneusement les téguments.

Pratiquer la ponction de l'urine directement dans la vessie.

En cas de cathétérisme urétéral

Rein droit et rein gauche : après désinfection de l'extrémité de la sonde, on recueille quelques millilitres chez un patient en décubitus latéral ayant toussé à plusieurs reprises.

En cas de recherche de mycobactéries

Totalité de la première miction du matin, trois jours de suite.

Urines du premier jet (après éventuel massage prostatique)

Infection urétrale ou prostatique, en particulier lors de recherche des infections à *Chlamydiæ* et mycoplasme.

Connaître les principales espèces microbiennes responsables d'infections du tractus urinaire

Ville et hôpital

Première cause : un bacille à Gram négatif : le *Escherichia coli* : 53 %. Mais plus de 80 % si le patient vient de chez lui.

Autres étiologies

- Les autres entérobactéries, exemple : *Klebisella pneumoniæ*.
- Le *S. aureus*.
- Le staphylococoque *Saprophyticus*. Attention, il s'agit d'un Staphylocoque blanc, et pourtant, c'est une des principales causes d'infection urinaire chez la femme jeune.
- *Enterococcus fæcalis*.

Savoir interpréter les différents résultats des ECBU

< 10^3 bactéries/mL : absence probable d'infection.

> 10^5 bactéries/mL : infection probable.

< 10^4 GB/mL : pas de processus inflammatoire.

> 10^4 GB/mL : présence d'un processus inflammatoire.

La présence de plusieurs germes indique que le prélèvement a été contaminé par la flore fécale ou vaginale; un nouvel ECBU doit être effectué.

Conduite à tenir IDE

Accueil du patient

Recueil des observations participant à la bonne connaissance de la santé du patient (interrogatoire ciblé, prise des constantes hémodynamiques et respiratoires).

Prise de constantes

Fréquence cardiaque (FC), pression artérielle (PA), poids, température, réalisation du bilan avec ECG initial selon prescription médicale écrite.

Mise en route du traitement

Surveillance de la compliance, tolérance et efficacité du traitement médicamenteux.

22. Examen cytobactériologique des urines : interprétation

Leucocyturie/mL	Bactéries/mL	Interprétation
$< 10^4$	$< 10^5$	**Pas d'infection**
$\geq 10^4$	$\geq 10^5$	**Infection urinaire**
$\approx 10^3$	$10^4 - 10^5$	**Bactériurie sans leucocyte** – Contamination du prélèvement avec mise en culture tardive – Infection débutante – Infection sur terrain particulier : femme enceinte, nourrisson, diabétique ou aplasique, immunodéprimé **Un nouveau prélèvement est nécessaire**
$\geq 10^4$	$< 10^4$	**Leucocyturie sans germe** – Infection décapitée par traitement antibiotique précoce avant prélèvement – Tuberculose urinaire : les bactéries se cultivent sur les milieux usuels – Urétrite (*Chlamydiæ*, mycoplasme), donnant des signes de cystite chez la femme – Réaction inflammatoire d'origine non infectieuse (traumatisme ou tumeur)

23. Prélèvement d'une hémoculture

Contexte

Le sang est normalement stérile. La bactériémie correspond à la présence de bactéries dans le sang. Elle est confirmée par l'isolement de un ou plusieurs germes pathogènes dans les hémocultures. Il ne faut plus utiliser l'entité clinique dénommée précédemment « septicémie », car c'était l'association de deux entités différentes : d'une part, un état bactériémique prolongé et, d'autre part, un état infectieux pouvant varier du sepsis simple au choc septique. Or, on peut avoir des bactériémies asymptomatiques et des chocs septiques sans bactériémies, on préfère donc dissocier ces deux entités.

Toute fièvre d'origine indéterminée, surtout si elle est accompagnée de signes cliniques évocateurs d'infection, doit donner lieu à la prescription d'hémocultures.

Prélèvement

Deux risques principaux : contamination microbienne du prélèvement et le risque d'AES (VIH, VHC).

Principales étapes :

- désinfection de l'opercule des flacons et du point de ponction;
- lavage des mains du préleveur;
- port de gants;
- ne plus palper la veine après cette étape;
- prélever le sang et identifier correctement l'ensemble des flacons.

Quantité de sang prélevé :

- chez un adulte : quantité de bactéries soit 1 UFC/mL, donc 20 mL est la quantité conseillée;
- chez un enfant : quantité de bactéries plus élevée, donc 1–2 mL peuvent suffire.

Consensus : 3 hémocultures prélevées par 24 h, pas d'intervalle de temps préconisé entre deux prélèvements.

Cas particuliers de l'endocardite

La positivité des hémocultures est un des critères majeurs pour le diagnostic des endocardites infectieuses. Le caractère continu de la bactériémie, affirmé par la positivité de la majorité des hémocultures réalisées, est typique de cette infection. Les hémocultures sont négatives dans 5–15 % des cas. L'échec de l'isolement d'un microorganisme peut être dû :

- à une infection due à un microorganisme de culture difficile;
- à une infection due à un microorganisme non cultivable;
- à une origine non bactérienne;
- à des techniques microbiologiques inadaptées;
- ou le plus souvent à la prise d'antibiotiques avant les hémocultures.

Le laboratoire doit être prévenu de la suspicion d'endocardite, car il y a une prise en charge spécifique :

- 4 semaines d'incubation et non 5–7 jours;
- coloration de Gram de tous les flacons au 7e J, au 14e J et à la fin de la période d'incubation;
- subcultures à la fin de la période d'incubation.

En cas de prise d'antibiotiques, on peut conseiller une fenêtre thérapeutique de 2–4 jours avant de faire des hémocultures.

Interprétation d'une hémoculture positive

Cocci Gram positif : amas ou chaînette?

- cocci Gram en amas : staphylocoque : doré? Plutôt pathogène. Blanc? Plutôt contamination. Rechercher une porte d'entrée cutanée;
- cocci Gram positif en chaînette : streptocoques/entérocoques.

Si plusieurs flacons positifs : toujours penser à l'endocardite.

Si pneumocoque : penser à la pneumonie franche lobaire aiguë (PFLA).

Bacille Gram négatif : le plus souvent : *Escherichia coli*. Chercher une porte d'entrée urinaire.

Bacille Gram positif : le plus souvent : corynébactérie. Penser à une contamination.

PARTIE 4

Infections communautaires méningées

24. Méningite

Définition

Inflammation des méninges : membranes qui enveloppent le cerveau et la moelle épinière, constituées de la pie-mère, l'arachnoïde et la dure-mère.

Il en existe deux types : méningite purulente (polynucléaires neutrophiles), et à liquide clair (lymphocytes).

Étiologies

- Infectieuse :
  - bactérienne (purpura fulminans à méningocoque ou pneumocoque, *Haemophilus*, *Listeria*, tuberculose…);
  - virale (herpès, autres virus);
  - mycosique;
  - parasitaire.
- Néoplasique (méningite carcinomateuse).
- Inflammatoire (maladie systémique).

Diagnostic

Signes fonctionnels et examen clinique

- Syndrome méningé avec céphalée, photophobie, nausées avec vomissement en jet. Patient couché en « chien de fusil », raideur de nuque.
- ± Syndrome infectieux (fièvre, frissons).
- ± Signes de choc (marbrures, hypotension artérielle…) et purpura : **urgence extrême** (purpura fulminans).
- ± Signes d'encéphalite associée : troubles de la conscience, crises d'épilepsie, signes de localisation neurologique (aphasie, paralysie…).

Examens complémentaires

- Ponction lombaire (voir partie 3) en urgence si purpura fulminans, sinon après TDM cérébrale (éliminer processus expansif intracrânien sinon risque d'engagement cérébral) et bilan d'hémostase.
- NFS-plaquettes, TP, TCA, ionogramme sang, CRP, hémocultures.

Évolution

Urgence car le purpura fulminans et la méningoencéphalite herpétique avec retard diagnostique et thérapeutique ont un pronostic très sévère avec une mortalité élevée. Les autres méningites virales sont le plus souvent bénignes.

Traitement

- Traitement étiologique :
  - purpura fulminans : antibiotiques IV avant même la PL (amoxicilline, céfotaxime, ceftriaxone, vancomycine) puis adapter selon antibiogramme du LCR ;
  - méningite bactérienne sans germe identifié (ou en attente d'identification) : antibiothérapie probabiliste IV associant amoxicilline et ceftriaxone ou céfotaxime ;
  - méningite bactérienne avec germe identifié : antibiothérapie adaptée aux germes en favorisant les antibiotiques passant bien la barrière hématoencéphalique ;
  - méningoencéphalite herpétique : aciclovir (surveillance créatinine, hydratation) ;
  - tuberculose : quadrithérapie isoniazide + rifampicine + éthambutol + pyrazinamide pour 2 mois ± corticoïdes.
- Traitement symptomatique : antalgique, antinauséeux.
- Prophylaxie pour les sujets contacts si méningocoque : rifampicine ou spiramycine.
- Traitement préventif par vaccination (pneumocoque, *Haemophilus*, méningocoque A et B).

Conduite à tenir IDE

- Recherche de signes de gravité : troubles de conscience, purpura cutané, choc.
- Préparer la ponction lombaire et assister le médecin (Voir fiche n° 32).
- Surveillance du traitement :
  - respecter le noir et le calme si phono-photophobie;
  - courbe de température;
  - score de Glasgow, crises épilepsie;
  - aciclovir : perfusion lente, hydratation, créatininémie car néphrotoxicité;
  - apport hydrique, à compenser en fonction de la prise alimentaire, fièvre, vomissement.

25. Méningites bactériennes

Le syndrome méningé est une urgence médicale qui impose une ponction lombaire dès qu'une méningite est suspectée.

En cas de méningite bactérienne, une antibiothérapie probabiliste doit être mise en route en urgence. Pour orienter l'antibiothérapie, il faut tenir compte de l'interrogatoire, de l'aspect du LCR et de l'âge du patient, car il existe une corrélation entre l'âge et les germes en cause.

Chez l'enfant, l'adolescent et l'adulte, il faut penser en priorité à trois germes : *N. meningitidis, S. pneumoniæ* et *Listeria monocytogenes.*

Méningite à méningocoque

Clinique

Début brutal, le tableau méningé est souvent franc. Les signes de localisation sont rares. La présence d'éléments purpuriques est très évocatrice, c'est la première étiologie des purpuras fulminans, de même que les arthralgies, mais elles sont souvent masquées par le syndrome méningé.

Biologie et bactériologie

L'hyperleucocytose sanguine est habituelle. La polynucléose et les anomalies chimiques du LCR varient selon la précocité de la ponction lombaire (PL), mais classiquement c'est une méningite purulente.

Examen direct et mise en culture.

N. meningitidis est un cocci Gram négatif, classiquement en « grain de café ». C'est un germe fragile qui croît sur milieux enrichis et en présence de CO_2.

Parallèlement, on pourra rechercher les antigènes solubles dans le sang, les urines et le LCR. C'est une bactérie capsulée, possédant une capsule polysaccharidique permettant de distinguer 13 sérogroupes. Les souches de sérogroupe B sont les plus fréquentes en France, suivi du groupe C.

Cette capsule induit la production d'anticorps protecteurs qui est la base de la vaccination anti-méningococcique. Malheureusement, le polysaccharide B n'est pas immunogène du fait d'une parenté antigénique avec certains antigènes du cerveau.

N. meningitidis est une bactérie strictement humaine, retrouvée dans le rhinopharynx des porteurs sains (10 à 20 % de la population en période hivernale). À partir de ce portage, la bactérie peut passer dans le sang dans un faible pourcentage des cas et gagner les méninges produisant une méningite. La bactérie se transmet par voie aérienne d'où le risque épidémique. Cette infection touche environ 500 personnes par an en France avec un pic en hiver.

Traitement

Il repose sur l'utilisation de bêta-lactamines : amoxilline.

On doit mettre en œuvre une antibioprophylaxie dans l'entourage du patient : la rifampicine est l'antibiotique de choix.

Il s'agit d'une maladie à déclaration obligatoire.

Il faut envoyer la souche au Centre national de référence de Pasteur.

Méningite à pneumocoque (*Streptococcus pneumoniæ*)

Le pneumocoque est un cocci Gram positif en diplocoque.

Physiopathologie, clinique et biologie

Elles sont très proches de la méningite à méningocoque. Il faut cependant penser plus spécifiquement au pneumocoque devant :

- un antécédent de traumatisme crânien ou de chirurgie de la base du crâne ;

- une rhinorrhée, une otite, une sinusite ou une pneumopathie associée ;
- une immunodépression : splénectomie, VIH.

Le début clinique est brutal avec présence de signes neurologiques.

Traitement

Le traitement repose sur l'association de vancomycine + céphalosporine de 3e génération en première intention.

Hæmophilus influenzæ b

Entre 3 mois et 3 ans, l'étiologie bactérienne principale des méningites est *l'Hæmophilus influenzæ* b.

Clinique

La progression de la méningite à HI est souvent plus lente que celle à méningocoque ou à pneumocoque. Le début peut être masqué par des signes d'infection ORL concomitante. Des convulsions sont fréquentes. La séquelle à redouter chez ces enfants : la surdité.

Biologie et bactériologie

L'hyperleucocytose sanguine est habituelle. La polynucléose et les anomalies chimiques du LCR varient selon la précocité de la PL, mais classiquement c'est une méningite purulente.

Examen direct et mise en culture.

Hæmophilus influenzæ est un bacille à Gram négatif, fragile, croissant sur milieux enrichis.

On peut rechercher dans le sang, les urines et LCR, le polyoside capsulaire b. HI possède en effet lui aussi une capsule polysaccharidique avec 6 sérotypes (a, b, c, d, e et f). Le b est le principal responsable des infections invasives (méningite, septicémie, pneumonie, etc.). Les autres sont surtout responsables d'otites. Il existe un vaccin contre les souches de sérotype de b et depuis l'introduction de ce vaccin chez le nourrisson, on a pu constater une très forte diminution des infections invasives à HI de sérotype b.

Hæmophilus Influenzæ est une bactérie strictement humaine, transmise par voie aérienne. Le portage rhino-pharyngé est répandu chez le jeune enfant (jusqu'à 50 % de portage avant 2 ans). Les bactéries colonisant le rhino-pharynx peuvent induire des infections ORL très fréquentes et parfois pulmonaires (otites, sinusites, épiglottites, pneumonies). Les bactéries peuvent disséminer par voie hématogène chez quelques enfants, donnant parfois des septicémies, des méningites et éventuellement des arthrites.

Traitement

Céphalosporines de 3e génération, car production de bêta-lactamases.

Prophylaxie primaire : vaccination.

Prophylaxie secondaire : rifampicine : sujets contacts et collectivités.

Streptocoque du groupe B, Listeria monocytogenes et E. coli K1

Infection chez les enfants de moins de 3 mois : streptocoque du groupe B, *Listeria monocytogenes* et *E. coli K1*.

Contexte

Listeria monocytogenes (la listériose) se voit à tout âge. L'âge avancé, la grossesse, l'éthylisme, les déficits immunitaires (corticothérapie, chimiothérapie) sont des facteurs prédisposant (pas le VIH).

Clinique

Typiquement : rhombencéphalite avec un syndrome méningé.

Le début est progressif, en association avec des signes d'atteinte du tronc cérébral, en particulier, on note une paralysie de un ou plusieurs nerfs crâniens (risque de séquelles).

Biologie

Classiquement : monocytose sanguine et rachidienne.

En pratique : hyperleucocytose sanguine à polynucléaires neutrophiles et hypercellularité du liquide céphalo-rachidien avec une formule panachée : PN et lympho en proportions proches. Peut être purulent ou lymphocytaire …

Hyperprotéinorachie et hypoglycorachie : souvent nettes.

Bactériologie

Examen direct et mise en culture.

Listeria monocytogenes est un bacille à Gram positif, résistant aux conditions hostiles, croissant sur milieux ordinaires et même à + 4 °C. Il est saprophyte, largement présent dans l'environnement (sol, eaux, etc.).

L'homme se contamine à partir de son alimentation (crudités, fromages non pasteurisés). Les bactéries ingérées avec la nourriture contaminée traversent l'intestin, gagnent le foie, puis le système nerveux central par voie hématogène. L'atteinte prédomine au niveau du tronc cérébral, la méningite survenant par ouverture dans les méninges de un ou plusieurs abcès. On recense 150 cas par an.

Traitement

Résistance naturelle aux céphalosporines de 3e génération : amoxicilline (idéalement, bithérapie en rajoutant un aminoside : la gentamicine).

Prophylaxie : attention à la nourriture (femme enceinte).

Patient hospitalisé pour infections à Listéria

Accueil du patient

Recueil des observations participant à la bonne connaissance de la santé du patient (interrogatoire ciblé, prise des constantes hémodynamiques et respiratoires).

Dépister les dysfonctionnements neurologiques et les premières manifestations neuro-méningées, puis surveiller l'état de conscience.

Prise de constantes

Fréquence cardiaque (FC), pression artérielle (PA), poids, température, réalisation du bilan avec ECG initial selon prescription médicale écrite, assurer les prélèvements à visée diagnostique (hémoculture et aide à la réalisation de la ponction lombaire).

Mise en route du traitement

Surveillance de la compliance, tolérance et efficacité du traitement médicamenteux.

26. Polyradiculonévrite aiguë inflammatoire

Définition et physiologie

La polyradiculonévrite aiguë est l'atteinte inflammatoire de la myéline des racines, plexus, troncs nerveux, paires crâniennes et fibres végétatives, entraînant une mauvaise conduction nerveuse.

Épidémiologie

- Cas sporadiques.
- Incidence : 1,5/100 000 habitants.
- Tous les âges, homme et femme.

Physiopathologie et mécanismes d'adaptation

- Il s'agit probablement d'un trouble dysimmunitaire du système nerveux périphérique.
- Indépendamment de l'agent responsable, on retrouve dans 40 % des cas une infection virale, une diarrhée, une vaccination dans les semaines précédant la maladie.
- À la suite de cette attaque auto-immune, la gaine du nerf (la myéline) et parfois aussi la partie couverte du nerf assurant la conduction (l'axone) sont endommagées et les signaux sont ralentis ou modifiés. Des sensations anormales et une faiblesse musculaire en résultent.

Diagnostic

Signes fonctionnels

Apparition rapide, de quelques jours à 3 (ou 4) semaines, d'une faiblesse motrice et de troubles sensitifs (engourdissement, picotements), affectant de façon bilatérale et symétrique, et typiquement ascendante, les jambes, ensuite les bras, et parfois même les muscles respiratoires et le visage.

Examen clinique

- Abolition des réflexes ostéotendineux.
- Déficit sensitivo-moteur, bilatéral, symétrique.
- Atteinte des paires crâniennes (diplopie, paralysie faciale…).
- Recherche des signes de gravité : trouble respiratoire +++ (toux efficace ou non, tirage respiratoire, fréquence respiratoire), trouble de la déglutition, stase salivaire +++, trouble dysautonomique (trouble de rythme cardiaque, trouble tensionnel) +++.

Examens complémentaires

- Biologie sanguine : hyponatrémie dans les formes graves.
- PL : dissociation albumino-cytologique (hyperprotéinorachie sans cellule).
- EMG : atteinte démyélinisante avec ralentissement des vitesses de conduction et blocs de conduction.

Évolution

- Phase d'extension de 5–10 jours puis phase de plateau puis phase de récupération.
- 40 % des malades requièrent une ventilation assistée en raison de l'atteinte respiratoire.
- Plus de 80 % : guérison totale ou presque.
- 5 à 15 % des patients : invalides à plus ou moins long terme (peu de séquelles motrices mais surtout dysesthésies résiduelles).
- Jusqu'à 5 % de mortalité par complications respiratoires ou cardiovasculaires.
- Fatigue très fréquente dans les suites.

Traitement

Mesures générales

- **Urgence thérapeutique +++.**
- Hospitalisation en urgence, surveillance proche d'une réanimation (prévenir le service de réanimation).
- Surveillance rapprochée clinique +++ : *testing* musculaire, déglutition, toux, fréquence respiratoire, ampliation thoracique, capacité vitale pulmonaire si possible.

- Prévention des complications du décubitus +++ : thrombo-emboliques (anticoagulation), régime hyperprotidique, supplémentation vitaminique, escarres, position des membres inférieurs (dans les formes graves : positionnement pied en équin avec risque de séquelles nécessitant une intervention chirurgicale).
- Kinésithérapie +++.
- Prévention d'un ulcère de stress.
- Transfert en réanimation si : troubles de la déglutition et/ou respiratoires et/ou hémodynamiques. Surveillance sous scope, TA, SaO_2 (souvent normale, faussement rassurante ++), comptage ++, toux++, pouls, ECG, sonde gastrique, sonde urinaire, intubation/ventilation assistée si besoin.

Médicaments

- Dans les formes sévères, pour écourter la durée de la phase aiguë : immunoglobulines polyvalentes IV (0,4 g/kg/jour pendant 5 jours) (voir partie Médicaments) ou plasmaphérèses (4–6 échanges plasmatiques).

Conduite à tenir IDE

- Surveillance TA, pouls, SaO_2, comptage en apnée (faire compter à voix haute en bloquant l'expiration), intensité de la toux, déglutition.
- Seringue d'atropine prête à l'emploi (en cas de bradychardie sévère) (sur prescription médicale).
- Positionnement car atteinte périphérique (paralysie flasque) donc risque de positions vicieuses.
- Surveillance créatininémie et hydratation sous Ig IV (mais risque de surcharge, œdème pulmonaire aigu).
- Attention aux phlébites car contrairement à la paralysie centrale où il reste un certain tonus autour des veines, il n'existe rien qui favorise le retour veineux (don risque d'embolie pulmonaire +++).

27. Ponction lombaire

Définition

Acte médical assisté par l'infirmière pour prélèvement du liquide céphalorachidien dans l'espace sous-arachnoïdien.

Matériel

- Acte aseptique.
- Chariot de soins, boîte à aiguilles, poubelle.
- Gants stériles pour le médecin et non stériles pour l'IDE.
- Champ stérile, compresses stériles, *Bétadine*, alcool, pansement.
- Aiguille à ponction lombaire (jaune ou noire selon le diamètre, jaune et orange avec trocart pour la prévention du syndrome post-PL).
- Tubes secs stériles (au minimum 3, nombre en fonction des analyses prévues).

Installation du patient

- Explication du geste, le rassurer.
- Prémédication par crème anesthésique *Emla* au point de ponction 1 h avant.
- Patient en position assise ou couchée :
  - position assise : au bord du lit, enrouler le dos (« dos rond ») autour d'un oreiller, tête en flexion ; souvent une personne maintient le patient et surveille la survenue d'un malaise ;
  - position couchée : patient en décubitus latéral en position « fœtale », avec les jambes repliées et genoux contre le thorax.

Réalisation

- Repérage du point de ponction par le médecin, au niveau intervertébral L4-L5 en regard des crêtes iliaques.
- Première désinfection, gants stériles au médecin, installation du champ stérile, deuxième désinfection.

• Introduction de l'aiguille au point de ponction sus-cité, écoulement du LCR en retirant le mandrin interne (goutte à goutte).

• Recueil du LCR par l'IDE dans les tubes secs, avec port de gants non stériles.

• Aiguille retirée, nettoyage de la peau avec de l'alcool, pansement sec.

• Tubes étiquetés, envoyés aux laboratoires pour analyses (au minimum : biochimie, bactériologie, anatomopathologie).

Complications

• PL traumatique : lorsqu'un vaisseau est piqué, le LCR s'éclaircit au fur et à mesure de l'écoulement.

• Irritation d'une racine nerveuse : douleur dans le membre inférieur pendant le geste.

• Syndrome post-ponction lombaire : céphalée ± nausée, vomissement en position assise et debout, disparaissant en position allongée, en général transitoire de quelques jours. Seule prévention reconnue : taille de l'aiguille, utilisation de l'aiguille avec trocart. Si le syndrome post-PL persiste, traitement par un *blood-patch* réalisé par les anesthésistes.

• Complications rares, graves : sepsis, engagement, hématome compressif (paraplégie).

Contre-indications

• Effet de masse avec risque d'engagement cérébral.

• Trouble de l'hémostase, traitement anticoagulant, thrombopénie (bilan d'hémostase, NFS-plaquettes).

• Problème infectieux local au point de ponction.

LCR normal

• Liquide clair, aspect « eau de roche ».

• Cytologie : < 5 éléments/mm^3, absence d'hématies.

• Biochimie : protéinorachie < 0,50 g/L, glycorachie ≥ moitié de la glycémie.

• Bactériologie : absence de germes.

28. Électromyogramme

Définition

Exploration du fonctionnement des nerfs périphériques et des muscles permettant de détecter une atteinte musculaire ou nerveuse périphérique.

Indications

Devant des troubles sensitifs et/ou moteurs :

- atteinte des nerfs périphériques (compression de type syndrome de canal carpien, polyneuropathies, multinévrite, etc.);
- myopathies;
- myasthénie;
- SLA.

Préparation du patient

- Patient décontracté, réchauffé.
- Insertion de l'aiguille désagréable mais non douloureuse.
- Stimulation désagréable avec impression ressentie par le patient semblable à ce que l'on ressent lors d'un choc par électricité statique.

Déroulement de l'examen

- Durée : 15–30 minutes.
- Recueil de l'activité musculaire spontanée : une électrode-aiguille insérée par le médecin dans un muscle permet d'enregistrer l'activité électrique musculaire au repos, lors d'une contraction volontaire et à l'effort sous stimulation électrique.
- Stimulodétection par des électrodes posées à même la peau sur les trajets nerveux, en augmentant l'intensité jusqu'à obtention d'une contraction musculaire (non douloureux).
- L'étude des conductions nerveuses sensitives et motrices permet de diagnostiquer des pathologies neuromusculaires, tels le syndrome du canal carpien, les polynévrites… On peut

aussi, à l'aide de tests dérivés, évaluer sommairement la fonction des centres réflexes au niveau de la moelle épinière. Ces études sont faites en appliquant un bref courant électrique de faible amplitude sur la peau au-dessus d'un nerf. On enregistre la réponse obtenue un peu plus loin sur le trajet du nerf ou sur le muscle innervé par celui-ci.

Contre-indications

Antiagrégants, anticoagulants (contre-indication relative).

29. Diagnostic des méningites bactériennes communautaires

Prélèvement et transport

- Ponction lombaire (PL) au niveau de L4-L5 habituellement, recueillant le liquide céphalo-rachidien (LCR).
- Avant tout traitement antibiotique.
- Conditions strictes d'asepsie.
- 2–5 mL de LCR recueillis dans des tubes stériles (volume réduit chez le nouveau-né).
- Acheminé rapidement au laboratoire (germes fragiles, diagnostic d'urgence).

Examen cytologique

Aspect macroscopique

À l'état normal, le LCR est limpide, « eau de roche ».

À l'état pathologique, le LCR peut être :

- hémorragique ;
- xanthochromique ;
- trouble (légère opalescence ou franchement eau de riz) : dû à l'augmentation des cellules nucléées dans le LCR.

On distingue :

- les méningites à liquide clair, qui indiquent des méningites tuberculeuse, virale, listériose ;
- les méningites à liquide trouble, qui indiquent des méningites bactériennes.

Examen cytologique

Évaluation quantitative : dénombrement des cellules contenues dans le LCR :

- hématies : normalement < 1/mm^3 ;

• éléments nucléés : normales < 5/mm^3 chez l'enfant et l'adulte, < 30/mm^3 chez le nouveau-né.

Évaluation qualitative :

• identification des éléments nucléés lorsque leur nombre est anormal ;

• coloration de May-Grunwald-Giemsa sur le culot de centrifugation du LCR ;

• dénombrement du pourcentage de polynucléaires, de lymphocytes et d'autres cellules (monocytes…) sur 100 cellules pour établir la formule leucocytaire.

Formule à prédominance de polynucléaires en faveur d'une méningite bactérienne.

Formule à prédominance lymphocytaire en faveur d'une méningite virale, tuberculeuse, d'une neurosyphilis, d'une leptospirose.

Formule mixte (virus, tuberculose, listériose, méningite bactérienne traitée).

Examen bactériologique

Coloration de Gram sur culot de centrifugation

Cet examen permet d'orienter le traitement.

Mise en culture

Elle doit être effectuée rapidement dès la réception du prélèvement.

Elle se fait en milieu non sélectif permettant la croissance de tous les germes (gélose, chocolat, isovitalex).

L'incubation est de 24–48 h à 37 °C, sous atmosphère permettant la croissance de tous les germes (aérobiose + 5 % de CO_2).

Les colonies sont identifiées par les caractères biochimiques et antigéniques.

Recherche des antigènes solubles

Substances antigéniques libérées par les bactéries dans le LCR, le sérum, les urines.

Détection par réaction d'agglutination sur lame de particules de latex sensibilisées par des anticorps monoclonaux dirigés spécifiquement contre les principaux germes responsables de méningites (excepté *L. monocytogenes*).

Réaction spécifique, mais peu sensible.

L'examen permet de :

- confirmer le résultat de la coloration de Gram;
- faire le diagnostic de méningites décapitées (sujet ayant reçu des antibiotiques avant la PL).

Étiologie des méningites bactériennes en fonction de l'âge

Chez les nouveau-nés de moins de 3 mois, on rencontre les méningites bactériennes suivantes :

- streptocoque du groupe B;
- Escherichia coli K1 ;
- Listeria monocytogenes.

Chez les enfants de 3 mois à 3 ans, on rencontre les méningites bactériennes suivantes :

- *Hœmophilus influenzœ* b (en baisse depuis la mise en place de la vaccination);
- Streptococcus pneumoniæ;
- Neisseria meningitides.

Chez l'enfant, l'adolescent et l'adulte, on rencontre les méningites bactériennes suivantes :

- Neisseria meningitidis;
- Streptococcus pneumoniæ;
- *Listeria monocytogenes* (plus particulièrement chez les sujets âgés, immunodéprimés).

PARTIE 5

Infections communautaires ostéo-articulaires

30. Arthrite septique

Définition et physiologie

Il s'agit de l'infection bactérienne d'une articulation native ou prothésée.

Épidémiologie

Elles sont rares chez l'adulte, les facteurs de risques sont liés à une baisse de l'immunité (diabète, corticoïdes, VIH, éthylisme). Elles sont classiques et redoutables dans le cas des prothèses articulaires.

Physiopathologie

On recherche le foyer infectieux qui tient lieu de porte d'entrée infectieuse. Le staphylocoque doré est le germe le plus souvent responsable de l'inoculation. Le cartilage se défend mal conte les bactéries et l'articulation peut être détruite rapidement. Le genou et la hanche sont les articulations les plus fréquemment atteintes. En cas d'infection sur prothèse, le germe qui se fixe sur le matériel inerte est quasiment inaccessible aux antibiotiques.

☛ La prise en charge est une urgence thérapeutique.

Diagnostic

Signes fonctionnels

Il s'agit d'une douleur d'horaire inflammatoire (nocturne) et majorée à la mobilisation. Elle s'accompagne de frissons lors des décharges bactériennes.

Examen clinique

L'épanchement articulaire est évident au genou, les amplitudes articulaires sont diminuées. On recherche une fièvre et des adénopathies de voisinage. Toutes les articulations doivent être examinées. La porte d'entrée infectieuse est également à rechercher à l'examen clinique (plaie négligée, brûlures urinaires, toux, état buccodentaire).

Examens complémentaires

Les radiographies face et profil centrées sont peu spécifiques au début ; tardivement, une déminéralisation s'installe et un descellement de prothèse en cas d'arthroplastie. Les examens biologiques NFS, VS,

CRP mettent en évidence un syndrome inflammatoire biologique. Enfin, les examens bactériologiques par ponction de liquide articulaire ou biopsie synoviale per-opératoire doivent être réalisés avant toute antibiothérapie pour avoir une chance de mettre en évidence le germe responsable. Une série de trois hémocultures est indiquée lors d'un frisson ou d'un pic fébrile au-delà de 38,5 °C.

Évolution

En cas de prise en charge précoce adaptée, la guérison est obtenue en plusieurs semaines. Autrement, la destruction articulaire entraîne des complications fonctionnelles plus ou moins invalidantes.

Traitement – Comprendre les prescriptions

Traitement

Prévention et mesures générales

Dans le cas de l'arthroplastie : asepsie et éradication des foyer infectieux chroniques éventuels (sinus, dents, urines) lors de la pose. Il faut traiter spécifiquement la porte d'entrée (sans oublier la prophylaxie anti-tétanique s'il s'agit d'une plaie).

Médicaments

Le traitement antalgique est non spécifique.
L'antibiothérapie est double à large spectre anti-bactérien car le germe est non connu initialement. Elle est débutée après le prélèvement bactériologique mais avant d'avoir ses résultats (le délai pour le résultat direct est de quelques heures; le délai pour le résultat définitif des cultures et de l'antibiogramme est de quelques jours). L'antibiothérapie est systématiquement parentérale au début et à forte dose pour compenser la faible pénétration ostéo-articulaire. Elle est adaptée secondairement au germe et son antibiogramme précis. Elle est alors poursuivie *per os* pendant plusieurs semaines à plusieurs mois.

Chirurgie

- Articulation native : lavage articulaire et synovectomie arthroscopique ou à ciel ouvert. La procédure est éventuellement répétée.
- Arthroplastie : lavage articulaire et synovectomie à ciel ouvert. L'ablation de la prothèse peut être nécessaire (repose en un temps durant la même intervention, ou en deux temps après une période d'antibiothérapie).

Comprendre les règles de prescriptions

- L'arthrite est une infection profonde difficile à vaincre. L'identification du germe en cause est primordiale pour affiner l'antibiothérapie.
- L'antibiothérapie prolongée et toxique doit être surveillée (foie, rein), elle peut nécessiter le maintien d'une voie veineuse centrale.

Conduite à tenir IDE

Accueil du patient

Tout patient suspect d'infection ostéo-articulaire est susceptible d'être opéré en urgence et est donc systématiquement gardé à jeun jusqu'à décision du chirurgien. L'heure du dernier repas doit être notée ainsi que la liste des médicaments habituels. Il est important de collecter les antécédents, notamment d'allergie aux antibiotiques. En fonction du terrain (exemple : diabète), l'infection et/ou la chirurgie peuvent entraîner une décompensation.

Prise de constantes

Conscience, pouls, pression artérielle, température, diurèse.

Recherche des signes de gravité

Un choc septique peut se développer rapidement surtout en cas d'arthroplastie (sujet âgé, terrain). Il est dépisté par la présence de marbrures, d'une baisse de la pression artérielle, une tachycardie, de troubles de la conscience.

En cas de signes de gravité

Transfert en réanimation, intervention chirurgicale urgente pour dépose de la prothèse infectée.

En cas d'absence de signes de gravité

L'évaluation et la prise en charge médicamenteuse de la douleur (paracétamol/morphiniques parentéral) doit être associée à une installation confortable en décubitus dorsal. Une perfusion est nécessaire car le patient est laissé à jeun. Il faut prévenir le médecin anesthésiste de garde et préparer le patient à l'intervention.

31. Fasciite nécrosante

Définition

L'hypodermite est l'infection du tissu cellulaire sous-cutané (forme superficielle). La fasciite nécrosante est la propagation de l'infection le long des aponévroses musculaires (forme profonde).

Épidémiologie

Affection rare, elle es néanmoins importante par sa gravité et son degré d'urgence.

Physiopathologie

Une plaie initiale est retrouvée dans la majorité des cas. Selon la réponse de l'hôte, l'infection se complique en toxi-infection généralisée. Le principal germe responsable est le streptocoque bêta-hémolytique mais d'autres germes peuvent s'associer, notamment, le staphylocoque doré. Les toxines qui sont produites déclenchent une toxi-infection diffuse avec thrombose capillaire et fonte du tissu cellulaire sous-cutané. Les fascia et aponévroses sont le siège d'une propagation extensive. La fasciite s'accompagne d'une défaillance multiviscérale en quelques heures ou jours entraînant le décès en l'absence de prise en charge médico-chirurgicale urgente.

☛ La diffusion extensive anormalement rapide malgré le traitement bien conduit d'un érysipèle doit faire évoquer le diagnostic de fasciite nécrosante.

Diagnostic

Signes fonctionnels

Le tableau douloureux initial est peu spécifique, le début est celui de l'érysipèle.

Examen clinique

Il recherche une porte d'entrée infectieuse. La rougeur et l'œdème se propagent malgré le traitement médical (suivi évolutif du contour des limites de l'érythème à plusieurs heures d'intervalle). L'altération fébrile de l'état général s'accompagne d'un choc septique qui nécessite la prise en charge en réanimation.

Examens complémentaires

Le diagnostic est clinique. L'écho-doppler élimine une thrombose veineuse profonde. Le diagnostic bactériologique repose sur les prélèvements profonds et non cutanés.

Évolution

La poursuite de l'évolution sous fortes doses de pénicilline détermine l'indication opératoire. Le diagnostic est porté selon les constatations. Le taux de mortalité avoisine les 50 %. Malgré leurs séquelles esthétiques et fonctionnelles des aponévrectomies diffuses peuvent être nécessaires.

Traitement – Comprendre les prescriptions

Traitement

Prise en charge médicale

Le traitement du choc et des défaillances multiviscérales impose la prise en charge en réanimation pour permettre la mise en œuvre de mesures spécifiques.

L'antibiothérapie initiale se fait par pénicilline à forte dose (charge et entretien) qui tient lieu de test thérapeutique. Elle est ensuite élargie si besoin. Elle doit durer au moins 3 semaines et dépend de l'évolution.

Prise en charge chirurgicale

La non-amélioration impose l'excision chirurgicale large des tissus nécrosés : aponévrectomies larges. Ensuite, les pansements sont réalisés sous anesthésies générales itératives (comme chez le grand brûlé).

Conduite à tenir IDE

Accueil du patient

L'accueil se fait dans le cadre de la réanimation avec mise en condition du malade.

Prise de constantes

Conscience, fréquence cardiaque, tension artérielle, fréquence respiratoire, température, diurèse.

Recherche des signes de gravité

Ils correspondent au choc septique et au syndrome de défaillance multiviscérale. La fasciite nécrosante est déjà en elle-même un facteur de gravité qui impose réanimation et chirurgie urgente.

32. Radiographies/scanner

Indications

La radiographie permet une imagerie des segments osseux par projection (avec superposition). Peu irradiant et facile d'accès, c'est l'examen de première intention dans la majorité des situations. Le scanner permet une imagerie en coupe (sans superposition) et des reconstructions en 3 dimensions. Il complète si nécessaire l'analyse radiographique simple. Ces examens permettent l'analyse :

- de l'os (fracture, consolidation, tumeur, infection),
- des articulations (usure, remodelage, infection, luxation, laxité ligamentaire),
- des parties molles (recherche corps étranger dans les plaies),
- des implants (surveillance des prothèses, position du matériel d'ostéosynthèse).

Contre-indications

Discuter les indications en cas de grossesse chez la femme.

Feuille de consentement éclairé

Non.

Déroulement de l'examen

Pour les radiographies

- Toujours réaliser deux incidences orthogonales (ex : face et profil) : une seule incidence n'est jamais suffisante.
- Parfois réaliser des ¾ ou des incidences spécifiques (ex : scaphoïde).
- Parfois réaliser les clichés dans des positions spécifiques (ex : abduction de hanche, rotations d'épaule, flexion / extension du rachis).
- Parfois réaliser les clichés en contrainte (varus / valgus / tiroir antérieur au genou ou à la cheville).
- Des radiographies bilatérales comparatives peuvent être réalisées dans certain cas.

Pour le scanner

– Décubitus.
– Importance de l'épaisseur et de l'orientation des coupes.
– Importance de la fenêtre des niveaux de gris (osseuse/musculaire).

Préparation du patient (IDE et AS)

Non spécifique.

Principaux risques

Exposition aux rayons X.

Surveillance post examen par l'IDE

Non spécifique.

Elsevier Masson S.A.S - 65, rue Camille-Desmoulins
92442 Issy-les-Moulineaux Cedex
Dépôt légal : août 2010

Retirage octobre 2018

Imprimé en Pologne par Dimograf